# CONTENTS

GABRIELE BURACCHI

# CIOCCOLATO
# cibo o droga?

## Forse entrambe le cose !

Origine, storia, botanica del cioccolato, sue proprietà nutrizionali, terapeutiche e psicoattive

# Gabriele Buracchi.

# Nutrizionista e Psicologo

# L'AFFASCINANTE STORIA DEL CACAO

La storia del cacao è estremamente antica tanto da risalire ai popoli delle civiltà precolombiane cioè ai Maya e agli Aztechi che usavano le "**cacahuat**" (fave del cacao) per farci una bevanda, il "**xocolatl**", che veniva ottenuta aggiungendo pepe, peperoncino, cannella ed altre spezie.

Questi preparati venivano usati come *offerta agli dei* per le nascite o, ridotti in polvere, per cospargere il corpo dei giovani nei rituale della pubertà.

Sempre gli Aztechi, usavano le fave di cacao anche come moneta: *per un coniglio otto semi, per uno schiavo cento.* Bevevano cioccolato ai banchetti regali, lo distribuivano ai soldati come ricompensa per la vittoria in battaglia e lo utilizzavano nei rituali.

Da questi usi derivò il primo nome scientifico dato alla pianta del cacao: **Amygdalae pecuniariae**, ovvero *"mandorla di denaro"*, che poi Linneo trasformò in **Theobroma cacao**, *"cibo degli dei"*, nome scientifico ancora oggi in uso.

Si credeva, infatti, che il Cacao potesse curare ogni genere di malattia.

Stando ad una leggenda azteca, la pianta del cacao fu donata agli uomini dal dio **Quetzalcoatl** per alleviarne la fatica.

In effetti, posso anticipare che le fave di cacao contengono alcaloidi come la teobromina, dalle proprietà energizzanti, e, in dose minore, caffeina.

Il cacao ha anche un forte potere antiossidante, ed anche

virtù antidepressive, grazie alla presenza di serotonina, sostanza coinvolta nella regolazione dell'umore.

Il cacao è ricco di Vitamine e Sali minerali, ed anche di Flavonoidi che, influendo sui livelli di colesterolo, arreca benefici anche per la salute cardiovascolare.

Il cacao è però sconsigliato nelle persone soggette ad ipertensione e nervosismo, nonché ai bambini sotto ai tre anni.

**Particolarmente pericoloso per i cani** dato che contiene due alcaloidi metilxantinici, la teobromina e la caffeina, che messi insieme sono estremamente tossici per l'apparato gastroenterico, i reni, il cuore e il sistema nervoso dei cani (e anche dei gatti) i quali metabolizzano queste sostanze molto più lentamente rispetto all'uomo.

Più il cioccolato è puro, maggiore è il pericolo: per un animale di 5 kg possono essere letali meno di 50 grammi di cioccolato fondente, mentre la dose letale del cioccolato al latte è di circa 250 gr.

A quanto si dice, i primi europei che ufficialmente entrarono in contatto con il cacao furono gli uomini di Cristoforo Colombo, a quanto pare inizialmente trasportato dopo il quarto viaggio, anche se poi il cioccolato fu portato in Europa intorno al 1520, quando Hernán Cortés visitò la corte di Montezuma a Tenochtitlan e riportò in Spagna un carico di cacao donatogli dall'Imperatore.

Esistono comunque alcune incertezze anche riguardo a questo.

Inizialmente per il suo sapore amaro, veniva usato come una medicina contro alcuni disturbi, ma successivamente alcuni frati gesuiti, grandi esperti di miscele e infusi, iniziarono a sostituire gli ingredienti originari (mais, miele, chilli e pepe) con lo zucchero di canna e la vaniglia, ricavandone una bevanda dolce e gustosa dalla quale deriva l'odierna cioccolata calda.

Alla fine del 1500 l'uso della cioccolata dolce era un lusso molto amato dalla corte spagnola e la Spagna iniziò a importare cacao nel 1585.

Nel Seicento il cacao inizia ad essere prodotto anche in **Italia**, soprattutto a Firenze e a Venezia.

È grazie ai rapporti con la Spagna e ai matrimoni dinastici tra eredi delle Case Reali, che l'Italia divenne uno dei Paesi in cui la **tradizione del cioccolato** attecchì prima.

Fu probabilmente Catalina Micaele, Infanta di Spagna, figlia di Filippo II e sposa di Carlo Emanuele I di Savoia, a portare a Torino il rito della cioccolata calda.

Solo 100 anni più tardi, però, due Madame Reali dei Savoia istituzionalizzarono in Italia la specialità spagnola. Parliamo di Maria Cristina di Francia (figlia del re francese Enrico IV e di Maria de' Medici) e Maria Giovanna Battista di Savoia-Nemour, grazie alle quali l'uso della cioccolata divenne comune nei salotti piemontesi.

Di lì a poco, Torino sarebbe diventata un **centro d'eccellenza per la produzione di cioccolato** a livello continentale, ruolo che conserva anche oggi, basti pensare al gianduiotto, nato dalla pasta di gianduia ideata a Torino da Michele Prochet nel 1852, e al "**Bicerin**", bevanda a base di cioccolato, caffè e panna simbolo della cultura dolciaria piemontese.

È grazie alla scuola torinese che nel 1819 Francois-Luis Cailler fonderà la prima fabbrica svizzera di **cioccolato**. Successivamente, nei primi anni del Novecento, il genovese Bozelli metterà a punto una macchina per raffinare la pasta di cacao, mentre l'olandese van Houten riuscirà a separare il burro di cacao.

Fu infatti nel 1828 che il chimico olandese Coenraad Johannes van Houten scoprì il modo di trattare i semi di cacao con sali alcalini, ottenendo un cacao in polvere più facile da mescolare con l'acqua.

Questa procedura divenne nota come "lavorazione olandese o Dutching" e il cioccolato prodotto fu chiamato cacao in polvere o "cacao olandese".

Successivamente lo stesso van Houten realizzò anche una pressa per il cacao grazie alla quale era possibile separare il burro di cacao dalle fave di cacao tostate per produrre facilmente e in modo economico cacao in polvere, alla base di tutti i preparati per la creazione del cioccolato.

La produzione della prima tavoletta di cioccolato moderna è attribuita a Joseph Fry, che nel 1847 scoprì che poteva fare una pasta di cioccolato modellabile aggiungendo burro di cacao fuso al cacao in polvere.

Nel 1865, a Torino, Caffarel, mescola cacao e nocciole ed in questo modo inizia la produzione di cioccolato gianduia.

Circa dieci anni dopo lo svizzero Daniel Peter inventa il cioccolato al latte.

La prima produzione di cioccolato fondente inizia a Berna nel 1879 per opera di Rodolphe Lindt, mentre  Frank Mars commercializza la prima barretta al cioccolato, a Chicago nel 1923.

# LA PIANTA DEL CACAO

Come abbiamo detto, il termine **Theobroma** viene dal greco θεός theós dio e da βρῶμα bróma cibo: *alimento divino.*

Il nome specifico cacao deriva dal nome azteco **kakahuatl**, e dall'adattamento spagnolo a questo termine.

Il cacao è un albero sempreverde con una altezza media tra 5 e 10 metri.

Le foglie sono persistenti, alterne, di forma ovale, con margine lievemente ondulato, lucide nella pagina superiore e con un picciolo fogliare dotato di articolazione che permette di orientarsi a seconda dell'intensità luminosa.

Non tutte le specie di cacao, numerose, hanno le foglie verdi.

I fiori, piccoli, sono sparsi a mazzetti, con un colore variabile dal bianco, verde o roseo, che spuntano direttamente sul tronco o sui rami adulti.

Hanno un calice profondamente diviso, con i cinque petali che sono clavati e con l'ovario sessile.

Di essi solo pochi formeranno frutti.

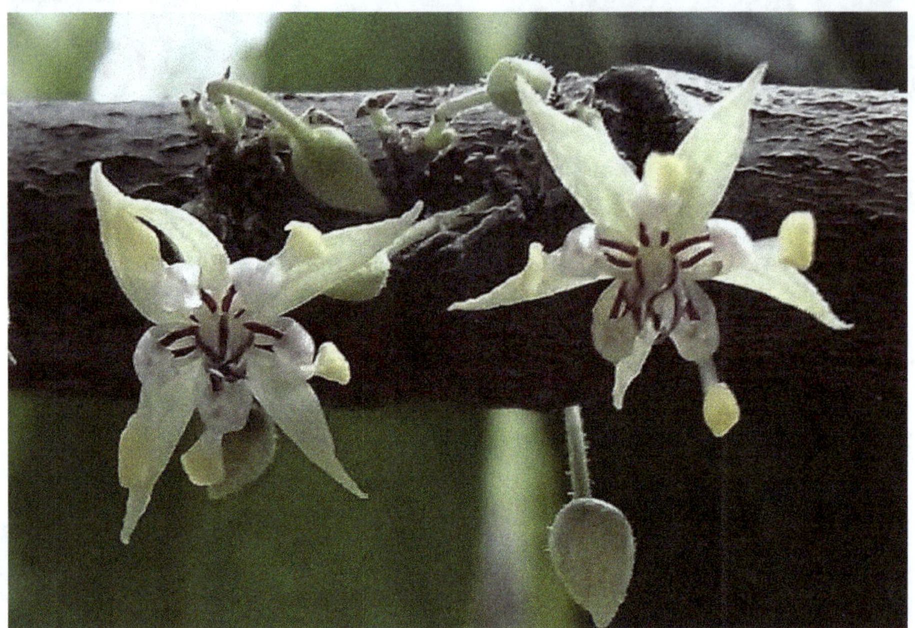

Il frutto si forma dall'ovario e prende il nome di cabosside, con una forma di cedro allungato, di colore giallastro-verdognolo, che poi diventa bruno-rossastro a maturazione, con una buccia solcata da 10 strisce longitudinali e può contenere da 25 a 40 semi.

Il peso della cabosside varia tra 300 e 500 grammi (con pesi eccezionalmente fino a 1000 grammi) ed una lunghezza di 10 – 15 cm.

I semi del cacao sono immersi in una sostanza ricca di zuccheri, chiara e di consistenza gelatinosa; questi sono numerosi, di forma ovale e piatta, a forma di mandorla, di colore bruno-violaceo, disposti in cinque file, contenenti zuccheri, grassi, albuminoidi, alcaloidi e coloranti.

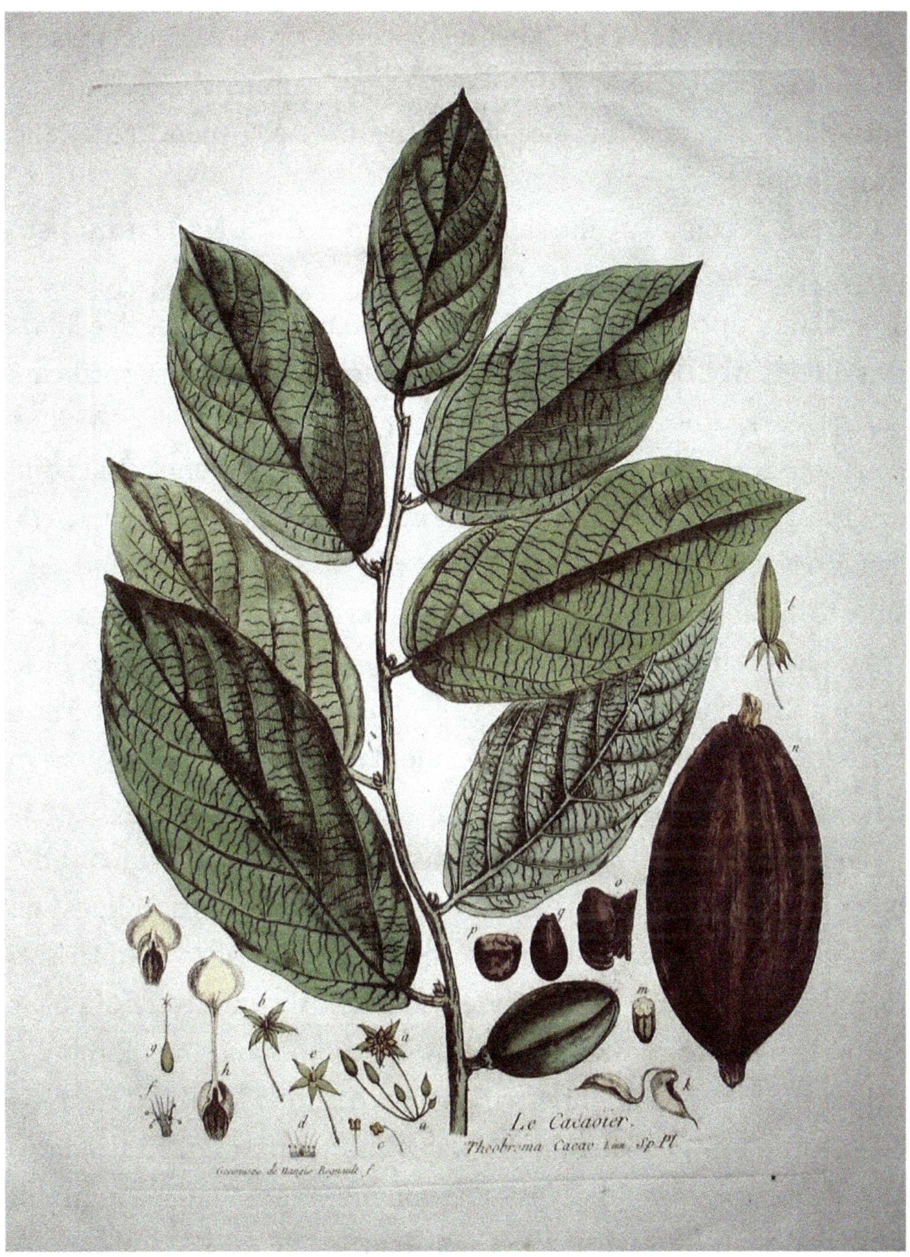


Il cacao è ampiamente distribuito in un areale che va dal Messico sud-orientale al bacino amazzonico., anche se nel corso dei secoli la sua coltivazione si è diffusa in vari continenti.

Inizialmente gli studiosi avevano espresso due ipotesi sulla sua domesticazione: secondo la prima ipotesi si riteneva che ci fossero stati due focolai per l'addomesticamento, uno nella zona della giungla di Lacandon in Messico e un'altra nella pianura del Sud America.

Studi più recenti sui modelli di diversità del DNA, fanno però pensare che non sia così.

Stando ad uno studio che ha campionato 1241 alberi e li ha classificati in 10 distinti gruppi genetici, sono state identificate alcune aree, ad esempio intorno a Iquitos nel moderno Perù ed Ecuador, dove i rappresentanti di diversi cluster genetici si sono originati più di 5000 anni fa, portando allo sviluppo della varietà, il cacao Nacional.

Questo farebbe pensare che sia in queste zone che il cacao sia stato originariamente addomesticato, probabilmente per l'uso della polpa che circonda le fave, consumata come spuntino e fermentata in una bevanda leggermente alcolica.

Usando le sequenze di DNA e confrontandole con i dati derivati da modelli climatici e le condizioni note adatte al cacao, uno studio ha approfondito la questione dell'addomesticamento, collegando l'area della più grande diversità genetica del cacao a un'area a forma di fagiolo che comprende l'Ecuador, il confine tra Brasile e Perù e la parte meridionale del confine colombiano-brasiliano.

Utilizzando modelli climatici, si è concluso che, al culmine dell'ultima era glaciale, 21.000 anni fa, quando l'habitat adatto al cacao era al massimo, questa zona era ancora adatta e quindi forniva un rifugio ottimale per le specie.

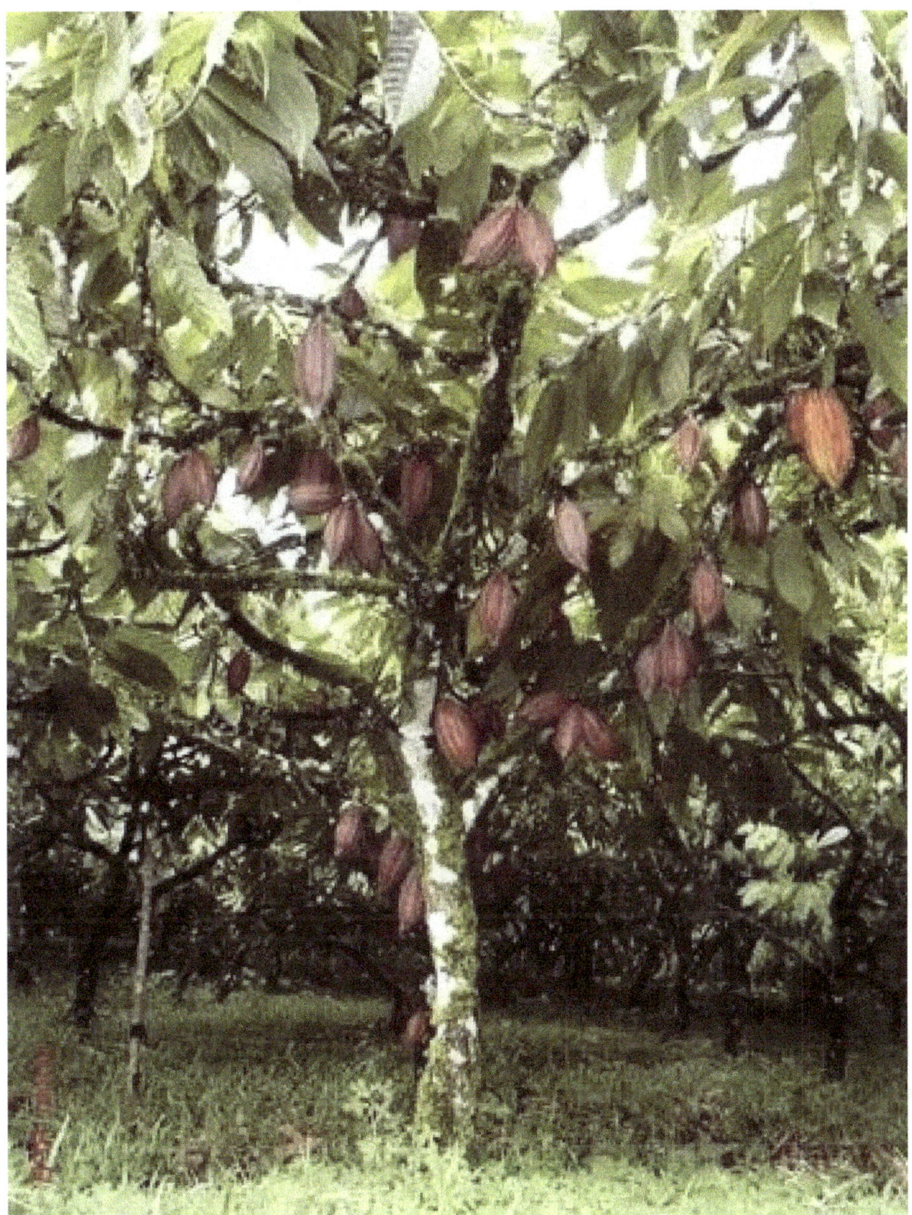

L'habitat tipico di questa pianta è quello degli ecosistemi forestali umidi.

Ciò vale anche per gli alberi coltivati abbandonati, il che rende difficile distinguere alberi di origine naturale da quelli sfuggiti alla coltivazione.

## *CABOSSIDE. IL FRUTTO DEL CACAO*

La Cabosside (detta anche Cabossa) è il frutto del cacao anche se il cacao si estrae solo dai semi che occupano approssimativamente il 30% del frutto.

Per secoli, infatti, il frutto del Theobroma cacao è stato raccolto solamente per ricavarne le fave, dalle quali poi si sarebbe ottenuta la cioccolata.

Il povero frutto, insomma, non è stato mai adeguatamente considerato, bensì a dir poco ignorato da un punto di vista prettamente alimentare.

Il frutto si sviluppa sia sui rami sia sul tronco e così come ogni altro normalissimo frutto è composto da buccia, polpa e semi.

Questi ultimi vengono estratti e lavorati per ottenere il cioccolato. Negli ultimi tempi la polpa, grazie anche al suo sapore gradevole, sta conoscendo sempre più considerazione, utilizzata prevalentemente nella realizzazione di sorbetti, gelati, succhi e concentrati.

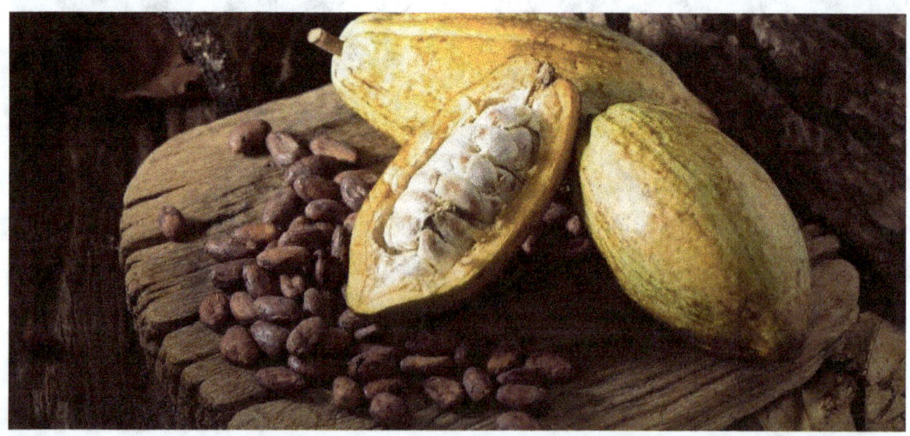

Il cacao si ricava solo dai semi, le fave di cacao, che sono lavorate per ottenere diversi prodotti, impiegati in moltissimi ambiti, da quello culinario fino a quello farmaceutico.

La loro lavorazione prevede diversi passaggi che possono essere così schematizzati:

Preparazione delle fave di cacao che vengono liberate dalla polpa giallastra che le avvolge dentro il frutto.

Una volta che sono state preparate sono fatte fermentare - generalmente dentro apposite vasche - per un periodo che va da due a dieci giorni.

La fermentazione consente di ottenere il caratteristico odore del cacao.

Fermentano a terra sotto foglie di banano e altro fogliame.

In questo modo le fave perdono zucchero, mentre il calore sprigionato nella fermentazione impedisce che il seme possa germogliare.

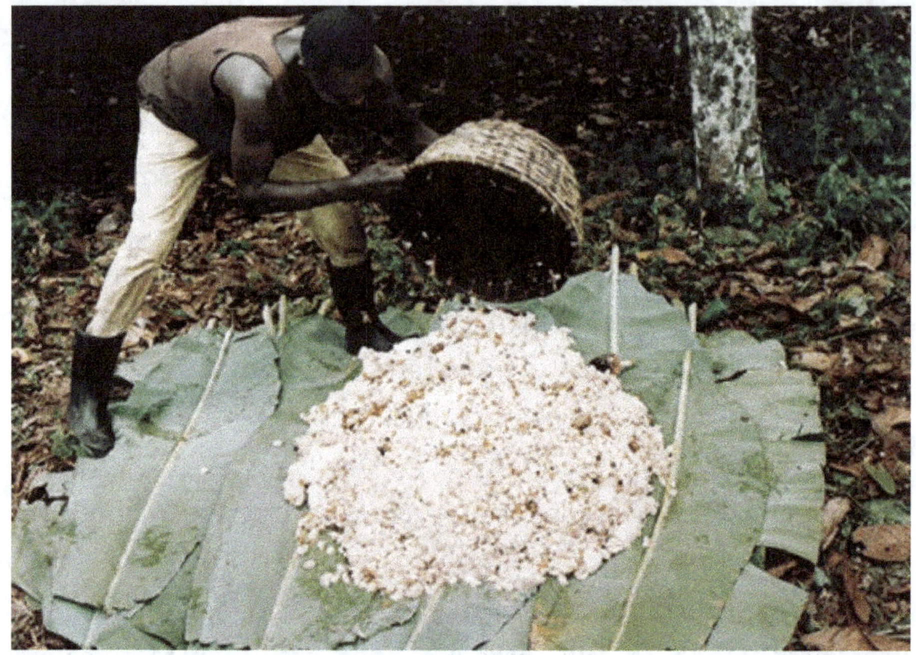

I semi vengono poi lasciati essiccare al sole, evitando che entrino a contatto con l'umidità che potrebbe creare delle muffe.

L'essiccazione al sole viene seguita da un delicato controllo di qualità, in cui viene verificato che le fave  essiccate rispondano a precisi criteri.

Successivamente i semi di cacao vengono passati alla pulitura usando macchinari per l'aspirazione.

Così i semi vengono puliti da polveri e altre impurità per poi essere macinati in maniera grezza con una macchina chiamata "rompi cacao" e che separa la buccia dai granelli di semi di cacao, selezionati attraverso setacci.


**Tostatura**

I granelli di cacao raccolti sono poi tostati. Questo passaggio è obbligato per consentire agli aromi del cacao di sprigionarsi.

La concentrazione dell' aroma è variabile in base alla temperatura della tostatura e viene deciso a seconda della destinazione di produzione.

Per la polvere di cacao, infatti, è necessaria una maggiore densità di aroma, mentre per la cioccolata in tavolette è preferibile un aroma più delicato.

Le tre materie prime nella lavorazione dei semi del caca osono la pasta di cacao, burro di cacao e polvere di cacao.

Le fave di cacao, una volta lavorate, producono tre prodotti differenti che sono:

· **la pasta di cacao** si ottiene da una macinazione prima grossolana poi più fine delle fave.

Questo procedimento porta l'impasto formato ad una temperatura che lo rende una miscela liquida e burrosa che poi si rapprende.

· **il burro di cacao** è la parte più grassa delle fave di cacao.

Viene estratto dalla macinazione delle fave di cacao usando grosse presse.

Filtrato e purificato, è di aspetto chiaro ed è l'elemento determinante della *scioglievolezza* del cioccolato.

· **la polvere di cacao** proviene dalla ulteriore macinazione di ciò che rimane delle fave dopo l'estrazione del burro di cacao, arrivando alla polverizzazione.

## Concaggio, temperaggio, confezionamento

Per tutti e tre i tipi di cioccolato è fondamentale la fase di lavorazione, detta **concaggio.**

Attraverso macchine chiamate "conche", i grani dello zucchero e del cacao vengono macinati maggiormente e resi finissimi, creando un impasto caldo tenuto in movimento per tempi molto lunghi e a temperature controllate.

Successivamente il cioccolato viene versato in grandi contenitori e tenuto a una temperatura di 50 °C, pronto ad essere lavorato.

Ultimo passaggio fondamentale, prima che il cioccolato fuso venga messo negli stampi, è il **temperaggio**, che

avviene grazie al progressivo raffreddamento del cioccolato intorno a una temperatura di 30°C, temperatura ideale per una graduale solidificazione del cioccolato, decisiva per l'aspetto luminoso del cioccolato e per la sua estraibilità dagli stampi.

Dopo aver raggiunto la forma di produzione voluta, il cioccolato viene confezionato e immagazzinato per la distribuzione.

**Differenze tra cioccolato fondente, cioccolato al latte, cioccolato bianco e cioccolato gianduia**

Il cioccolato fondente deve contenere la pasta di cacao in una percentuale non inferiore al **43%** del peso complessivo.

Ad essa si aggiungono in quantità relative al prodotto finale che si vuole ottenere, burro di cacao e zucchero.

*Anticipando, questa è la componente dannosa della cioccolata.*

Per il cioccolato extra fondente la percentuale di pasta di cacao deve essere maggiore, fino all'**85-90%** nel caso dell'amaro o extra amaro, quello più consigliabile.

Il cioccolato al latte si ottiene aggiungendo alla pasta di cacao il latte in polvere.

Venne prodotto per la prima volta in Svizzera verso la fine del XIX secolo.

Oggi è il tipo di cioccolato più venduto al mondo.

Rispetto al cioccolato fondente, è più ricco di grassi e zuccheri, anche a causa del burro di cacao aggiunto.

Per il cioccolato bianco, invece, si utilizza soltanto burro di cacao aggiungendo vaniglia zucchero e latte.

Il cioccolato alla gianduia proviene da una ricetta piemontese realizzata per la prima volta nel 1865, confezionata con pasta di cacao, polvere di nocciole Gentili delle Langhe e zucchero.

Si trova in versione fondente o al latte.

## Cioccolato decorativo

Il cioccolato è viene molto usato per le e decorazioni in pasticceria.

Uno degli usi più frequenti è come cioccolato di copertura.

Che sia fondente, al latte o bianco, questo tipo di cioccolato deve contenere una certa percentuale di burro di cacao per poter essere steso facilmente.

Di solito viene usato per ricoprire torte e per fare cioccolatini o glasse ma anche per ricoprire i biscotti.

Il cioccolato fuso può essere usato per decorare torte con scritte o disegni con l'aiuto di una *sac à poche* oppure con un imbuto realizzato con della carta forno cui si taglia il beccuccio finale nella larghezza più adatta al genere di decorazione che si deve realizzare.

Altre tipologie usate per decori sono i riccioli o i trucioli di cioccolata.

Dopo aver fatto raffreddare il cioccolato su una superficie piana.

Appena solidificato il cioccolato, si raschia la superficie con l'ausilio di un pelapatate.

Ne verranno fuori dei rotolini leggeri da mettere su torte o a guarnizione di un dolce.

Il cioccolato può anche essere modellato in stampi di forme diverse in base al tema decorativo, o aggiunto a biscotti e impasti in gocce.

In base agli ultimi dati pubblicati dall'Organizzazione

internazionale del cacao (ICCO), la produzione mondiale totale di fave di cacao nel 2019-20 è stata di 4.735.000 tonnellate, principalmente dall'Africa (3.549 tonnellate).

# VALORI NUTRIZIONALI

Il cacao, ingrediente base del cioccolato, contiene una quantità significativa di grassi (40-50% come burro di cacao, con circa il 33% di acido oleico, il 25% di acido palmitico e il 33% di acido stearico).

Il cacao contiene anche polifenoli, che costituiscono circa il 10% del peso secco di un chicco intero [1].

La fava di cacao è una delle fonti più note di polifenoli alimentari, poiché contiene più antiossidanti fenolici rispetto alla maggior parte degli alimenti [2].

Nelle fave di cacao si ritrovano tre gruppi di polifenoli: **catechine** (37%), **antocianidine** (4%) e **proantocianidine** (58%); questi flavonoidi sono i fitonutrienti più abbondanti nelle fave di cacao [3,4,5].

Tuttavia, l'amaro dovuto ai polifenoli rende le fave di cacao non lavorate piuttosto sgradevoli.

I produttori hanno, quindi, sviluppato tecniche di lavorazione per eliminare l'amaro.

Tali processi riducono il contenuto di polifenoli fino a 10 volte: per i consumatori il prodotto è nettamente diverso, principalmente a causa del basso contenuto di polifenoli [1,4] e delle altre sostanze aggiunte durante la fase di lavorazione (es. zucchero, emulsionanti come come lecitina di soia).

È noto che i polifenoli sono associati ad effetti benefici, pertanto hanno assunto notevole importanza il cacao (ricco di polifenoli) e il cioccolato fondente (con un'elevata percentuale di cacao e composti fenolici antiossidanti più elevati rispetto alle altre varietà di cioccolato [2, 6].

I composti azotati del cacao comprendono sia le proteine che le metilxantine (teobromina e caffeina) [7].

Il cacao è anche ricco di minerali: potassio, fosforo, rame, ferro, zinco e magnesio [7].

**I valori nutrizionali del cacao e dei due tipi di cioccolato sono riportati nella tavola 1.**

### TAVOLA 1

**Valori nutrizionali per 100g di CACAO e 2 tipi di cioccolato**

| COMPOSIZIONE CHIMICA | CACAO | CIOCCOLATO SCURO | CIOCCOLATO AL LATTE |
|---|---|---|---|
| ACQUA (g) | 2.5 | 0.5 | 0.8 |
| PROTEINE (g) | 20.4 | 6.6 | 7.3 |
| LIPIDI (g) | 25.6 | 33.6 | 36.3 |
| COLESTEROLO (mg) | 0 | 0 | 10 |
| CARBOIDRATI (g) | 11.5 | 49.7 | 50.5 |
| ZUCCHERI (g) | traces | 49.7 | 50.5 |
| FIBRE TOT. (g) | - | 8 | 3.2 |
| SODIO (mg) | - | 11 | 120 |
| POTASSIO (mg) | - | 300 | 420 |
| FERRO (mg) | 14.3 | 5 | 3 |
| CALCIO (mg) | 51 | 51 | 262 |
| FOSFORO (mg) | 685 | 186 | 207 |
| TIAMINA (mg) | 0.08 | 0.07 | 0.09 |
| RIBOFLAVINA (mg) | 0.3 | 0.07 | 0.39 |
| NIACINA (mg) | 1.7 | 0.6 | 0.6 |
| VITAMINA A (µg) | 7 | 9 | 25 |
| FENOLI (mg) | 996-3781 | 579 | 160 |
| FLAVONOIDI (mg) | - | 28 | 13 |
| TEOBROMINA (mg) | - | 802 | 125 |
| ENERGIA (kcal) | 355 | 515 | 545 |
| ENERGIA (kJ) | 1486 | 2155 | 2281 |

Il cioccolato fondente sta diventando popolare per le sue elevate concentrazioni di cacao e per gli effetti benefici sulla salute umana rispetto al cioccolato normale o al latte [8,9,10,11], anche perchè quest'ultimo può essere associato ad effetti negativi per il suo contenuto in zucchero.

In effetti solo il cioccolato fondente, **con elevate percentuali di cacao, flavonoidi e teobromina e basso contenuto di zuccheri**, a differenza del cioccolato al latte o di altri tipi di cioccolato, pare essere associato ad effetti benefici per la salute [12], compresa la prevenzione delle malattie cardiovascolari.

Oltre questo il cacao produce effetti positivi sulla pressione sanguigna, sull'insulino-resistenza e sulla funzione vascolare.

Aumenta la produzione di ossido nitrico (NO) e ha effetti antiossidanti, ad esempio, ritarda l'ossidazione del colesterolo delle lipoproteine a bassa densità (LDL) e inibisce l'ossidazione del DNA indotta dai raggi ultravioletti [13,14].

Nel prossimo capitolo vantaggi e svantaggi nel consumo di cioccolato e cacao in dettaglio.

**BIBLIOGRAFIA**
1) Rusconi M., Conti A. *Theobroma cacao* L., the Food of the Gods: A scientific approach beyond myths and claims. *Pharmacol. Res.* 2010;**61**:5–13. doi: 10.1016/j.phrs.2009.08.008. [PubMed] [CrossRef] [Google Scholar]

2) Meng C.C., Jalil A.M., Ismail A. Phenolic and theobromine contents of commercial dark, milk and white chocolates on the Malaysian market. *Molecules.* 2009;**14**:200–209. doi: 10.3390/molecules14010200. [PMC free article] [PubMed] [CrossRef] [Google Scholar]

3) Wollgast J., Anklam E. Review on polyphenols in *Theobroma cacao*: Changes in composition during the manufacture of chocolate and methodology for identification and quantification. *Food Res. Int.* 2000;**33**:423–447. doi: 10.1016/ S0963-9969(00)00068-5. [CrossRef] [Google Scholar]

4) Zugravu C., Otelea M.R. Dark chocolate: To eat or not to eat? A review. *J.*

*AOAC Int.* 2019;**102**:1388–1396. doi: 10.5740/jaoacint.19-0132. [PubMed] [CrossRef] [Google Scholar]

5) Andújar I., Recio M.C., Giner R.M., Ríos J.L. Cocoa polyphenols and their potential benefits for human health. *Oxid. Med. Cell. Longev.* 2012;**2012**:906252. doi: 10.1155/2012/906252. [PMC free article] [PubMed] [CrossRef] [Google Scholar]

6) Magrone T., Russo M.A., Jirillo E. Cocoa and dark chocolate polyphenols: From biologym to clinical applications. *Front. Immunol.* 2017;**8**:677. doi: 10.3389/fimmu.2017.00677. [PMC free article] [PubMed] [CrossRef] [Google Scholar]

7) Latif R. Chocolate/cocoa and human health: A review. *Neth. J. Med.* 2013;**71**:63–68. [PubMed] [Google Scholar]

8) Sumiyoshi E., Matsuzaki K., Sugimoto N., Tanabe Y., Hara T., Katakura H., Miyamoto M., Mishima S., Shido O. Sub-Chronic Consumption of Dark Chocolate Enhances Cognitive Function and Releases Nerve Growth Factors: A Parallel-Group Randomized Trial. *Nutrients.* 2019;**11**:2800. doi: 10.3390/nu11112800. [PMC free article] [PubMed] [CrossRef] [Google Scholar]

9) Fox M., Meyer-Gerspach A.C., Wendebourg M.J., Gruber M., Heinrich H., Sauter M., Woelnerhanssen B., Koeberle D., Juengling F. Effect of cocoa on the brain and gut in healthy subjects: A randomised controlled trial. *Br. J. Nutr.* 2019;**121**:654–661. doi: 10.1017/S0007114518003689. [PubMed] [CrossRef] [Google Scholar]

10) Pruijm M., Hofmann L., Charollais-Thoenig J., Forni V., Maillard M., Coristine A., Stuber M., Burnier M., Vogt B. Effect of dark chocolate on renal tissue oxygenation as measured by BOLD-MRI in healthy volunteers. *Clin. Nephrol.* 2013;**80**:211–217. doi: 10.5414/CN107897. [PubMed] [CrossRef] [Google Scholar]

11) Grassi D., Lippi C., Necozione S., Desideri G., Ferri C. Short-term administration of dark chocolate is followed by a significant increase in insulin sensitivity and a decrease in blood pressure in healthy persons. *Am. J. Clin. Nutr.* 2005;**81**:611–614. doi: 10.1093/ajcn/81.3.611. [PubMed] [CrossRef] [Google Scholar]

12) Petyaev I.M., Bashmakov Y.K. Dark chocolate: Opportunity for an alliance between medical science and the food industry? *Front. Nutr.* 2017;**4**:43. doi: 10.3389/fnut.2017.00043. [PMC free article] [PubMed] [CrossRef] [Google Scholar]

13) Corti R., Flammer A.J., Hollenberg N.K., Lüscher T.F. Cocoa and cardiovascular health. *Circulation.* 2009;**119**:1433–1441. doi: 10.1161/CIRCULATIONAHA.108.827022. [PubMed] [CrossRef] [Google Scholar]

14) Dong J.Y., Hiroyasu I., Kazumasa Y., Norie S., Shoichiro T., Japan

Public Health Center-based Prospective Study Group Chocolate consumption and risk of stroke among men and women: A large population-based, prospective cohort study. *Atherosclerosis.* 2017;**260**:8–12. doi: 10.1016/j.atherosclerosis.2017.03.004. [PubMed] [CrossRef] [Google Scholar]

# VANTAGGI E SVANTAGGI PER LA SALUTE

## *UN SALTO NELLA STORIA*

Prove dell'uso di cacao/cioccolato per scopi medicinali possono essere fatte risalire alle antiche fonti Azteche.

Diversi documenti, tra cui il Manoscritto Badianus, il Codice Fiorentino e il Codice di Princeton (Rituale dei Bacab) forniscono una base per le successive indagini dell'era coloniale sugli usi medici del cacao.

Di questi primi testi superstiti, il Codice fiorentino (datato 1590) è forse il più importante; contiene un'enorme raccolta ed esame della cultura messicana e della vita quotidiana.

Il testo fu compilato dal sacerdote Bernardino de Sahagu´n, che partì dalla Spagna per la Nuova Spagna nel 1529 e per i successivi 60 anni raccolse ampie informazioni sull'agricoltura messicana, la botanica, le pratiche culturali, i modelli dietetici e le pratiche sanitarie e mediche.

Il Codice fiorentino descriveva in dettaglio la preparazione di vari decotti di cacao e individuava le malattie adatte alla cura con il cacao.

Gli informatori di Sahagu'n hanno messo in guardia contro l'uso eccessivo del cacao verde, ma lo hanno esaltato se usato con moderazione:

*"[Il cacao verde] fa ubriacare, fa effetto, fa girare la testa, confonde, fa ammalare, squilibra. Quando se ne consuma una quantitò ordinaria, rallegra, rinfresca, consola, rinvigorisce. Così si dice: "Prendo il cacao. Mi sono bagnato le labbra. Mi rinfresco '"* (Sahagu'n 1590, Parte 12: 119–120).

Il cioccolato veniva bevuto dai Messicani per curare i disturbi dello stomaco e dell'intestino, e quando il cacao veniva combinato con il liquido della corteccia dell'albero del cotone della seta (Castilla elastica), si diceva che curasse le infezioni (Sahagu'n 1590, 12: 112).

La diarrea infantile è stata trattata con una prescrizione che utilizzava cinque semi di cacao. Questi venivano macinati e mescolati con la radice di tlayapoloni xiuitl (pianta sconosciuta) e poi bevuti (Sahagu´n 1590, 12: 170).

Per alleviare la febbre e lo svenimento, la prescrizione prevedeva che 8-10 semi di cacao fossero macinati con chicchi di mais essiccati e miscelati con tlacoxochitl (Calliandra anomala). Mistura che poi veniva bevuta (Sahagu´n 1590, 12: 176).

Sahagu´n ha anche notato che i pazienti colpiti da tosse che manifestavano catarro dovrebbero bere un infuso preparato dalla coda di Opossum, seguito da una bevanda medicinale al cioccolato in cui erano state mescolate tre erbe: mecaxochitl (Piper sanctum), uey nacaztli (Chiranthodendron pentadactylon) e tlilixochitl (Vanilla planifolia) (Castillo Ledon 1917, Coe and Coe 1996, Sahagu´n 1590, Part 12: 12, Durand-Forest 1967, Gauge 1648).

In altri casi, è stato aggiunto del cacao per migliorare il sapore dei medicinali messicani.

Le preparazioni di radice tlatlapaltica (pianta sconosciuta) per controllare la febbre, ad esempio, erano rese più appetibili se mescolate con il cacao (Sahagu'n 1590, Parte 12: 178).

Il cioccolato come bevanda serviva anche come veicolo per la somministrazione di altri medicinali, tra cui i quinametli, descritti come *"le ossa degli antichi popoli chiamati giganti"* (*fossili di vertebrati?*), che venivano usati per curare i pazienti che perdono sangue o *"dal cui retto viene un flusso, che non riesce a trovare rimedio"* (Sahagu´n 1590, Parte 12: 189).

Una seconda fonte primaria di informazioni sull'uso medicinale del cacao da parte dei Messicani è il Manoscritto

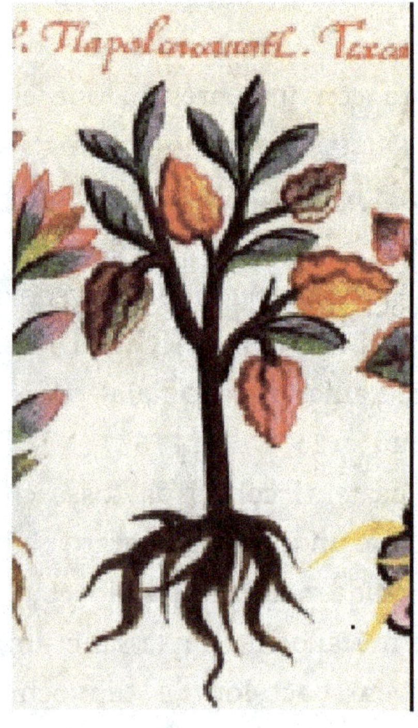



**Tlapalcacahuatl**
**pianta del cacao**
**(Theobroma cacao)**
**dalla tavola 68 del**
**Manoscritto azteco**
**De la Cruz-Badianus**

Badianus (datato 1552), che contiene straordinari dipinti di piante medicinali e un testo ampio che ha fornito una comprensione critica di malattie nel Messico, dei problemi nutrizionali e delle tecniche di guarigione.

Sulla tavola 70 del manoscritto si trova un bel dipinto a colori dell'albero del cacao, forse il primo ad essere pubblicato.

L'autore del Manoscritto Badianus era un insegnante messicano presso il Collegio di Santa Cruz fondato dagli spagnoli intorno al 1536 a Città del Messico.

Il documento è bilingue, scritto in Nahuatl (lingua messicana) e latino.

Il manoscritto presenta i

concetti delle malattie e delinea le proprietà curative dei medicinali animali, vegetali e minerali locali (Manuscritto Badianus 1552, pp. 3–51).

Estratti del manoscritto rivelano che il cibo era una componente importante per la guarigione e che il cacao veniva usato occasionalmente come medicinale nel trattamento.

Tra i trattamenti prescritti c'era l'uso dei fiori di cacao come ingrediente in un bagno profumato, preparato per curare la fatica, soprattutto negli uomini che amministravano il governo e ricoprivano cariche pubbliche (Manuscritto Badianus 1552, tavola 70).

Circa il 10% delle condizioni mediche identificate nel manoscritto sono di natura nutrizionale e comprendono angina, costipazione, problemi dentali (rimozione del tartaro), dissenteria, dispepsia/indigestione, affaticamento, gotta, cuore (surriscaldato), emorroidi e difficoltà di allattamento.

*Una medicina decisamente più moderna e credibile della nostra medicina attuale.*

Non appaiono riferimenti che corrispondano a problemi legati all'alimentazione come beriberi, pellagra, rachitismo o scorbuto o a condizioni mediche/nutrizionali come cancro, diabete o ictus (Grivetti 1992).

Il Rituale dei Bacab (Princeton Codex), un codice in lingua Maya scoperto nel 1914 nello Yucatán, conteneva una serie di incantesimi medici usati per trattare i disturbi della salute.

Canti/incantesimi sono stati pronunciati su pazienti che soffrivano di varie eruzioni cutanee, febbre e convulsioni.

Alle varie malattie sono stati forniti nomi e presunte origini causali, a volte attribuite al corpo/spirito degli uccelli (cioè la mosca rossa) associato a specifici alberi.

Al termine dei canti per curare eruzioni cutanee, febbre e convulsioni, i pazienti hanno bevuto una ciotola di *chacah* (**cioè cioccolato medicinale**) che conteneva due peperoni, miele e succo di tabacco (Princeton Codex 1965, Incantation XIV, pp. 35– 37).

## BIBLIOGRAFIA

1) Dillinger T.,ç.et al.(2000).Food of the Goods? Cure for Humanity?A Cultural History of the Medicinal and Ritual Use of Chocolate.The Journal of Nutrition, Volume 130, Issue 8, August 2000, Pages 2057S–2072S. https://doi.org/10.1093/jn/130.8.2057S

## *DIABETE, OMEOSTASI DEL GLUCOSIO, OBESITA'*

Le sostanze contenute nel cacao sono potenziali agenti antidiabetici, in particolare per il Diabete mellito tipo 2 (Dt2).

Questo è importante per l'aumento mondiale, una vera epidemia, di sindrome metabolica, tra cui obesità, Dt2 e dislipidemia [1].

Cacao e flavonoli (un tipo di flavonoidi) migliorano l'omeostasi del glucosio perchè rallentano la digestione e l'assorbimento dei carboidrati nell'intestino [2,3].

Gli estratti di cacao e le procianidine, infatti, inibiscono in modo dose-dipendente l'α-amilasi pancreatica, la lipasi pancreatica e la fosfolipasi A2 secreta [3,4].

Il cacao e i suoi flavonoli migliorano la sensibilità all'insulina regolando il trasporto del glucosio e le proteine di segnalazione dell'insulina nei tessuti insulino-sensibili  quali fegato, tessuto adiposo e tessuto muscolo scheletrico, prevenendo in questi tessuti il danno ossidativo e infiammatorio associato alla malattia [2].

Negli uomini più giovani e normopeso i risultati del Physicians'

Health Study hanno riportato una *relazione inversa* tra il consumo di cioccolato e l'incidenza del diabete [5].

In uno studio su una coorte multietnica negli Stati Uniti, gli studiosi hanno trovato un minor rischio di sviluppare Dt2 nei soggetti con il più alto consumo di prodotti a base di cioccolato e flavonoidi derivati dal cacao [6].

Una meta-analisi dose-risposta, comunque, ha suggerito un'associazione non lineare tra il consumo di cioccolato e il rischio di Dt2, con un effetto protettivo massimo a 2 porzioni/settimana e nessun beneficio registrato quando l'aumento del consumo era superiore a 6 porzioni/settimana [7].

Uno studio prospettico su numerose donne in gravidanza giapponesi, ha anche mostrato un minor rischio di diabete gestazionale nei soggetti nel quartile più alto del consumo di cioccolato [8].

Gli effetti osservati sull'omeostasi del glucosio sembrano dipendere molto dalla quantità di polifenoli.

Infatti, uno studio crossover randomizzato in singolo cieco controllato con placebo, ha mostrato, dopo 4 settimane, effetti metabolici negativi (cioè aumento dell'insulina a digiuno, insulino-resistenza e cortisolo salivare) in soggetti che consumavano 20 g/die di cioccolato fondente con dose di polifenoli trascurabile contenuto ma non in quelli che consumano la stessa quantità di cioccolato ricco di polifenoli (500 mg) [9].

Quindi consumare giornalmente piccole quantità di flavonoli da cacao o cioccolato, associato ad un apporto dietetico di flavonoidi, costituirebbe un approccio naturale ed economico per prevenire o potenzialmente contribuire al trattamento del Dt2 con tossicità minima ed effetti collaterali negativi [2].

Tuttavia, la maggior parte dei prodotti di cacao solubili o dei cioccolatini disponibili in commercio contengono basse quantità di flavonoli e sono ricchi di zucchero e calorie.

Pertanto, un consumo elevato di cioccolato indurrà conseguenze paradossali, ovvero aumento di peso e alterata omeostasi del glucosio, specialmente nei pazienti con Dt2 e negli individui obesi [3].

Sono stati studiati gli effetti preventivi o terapeutici del cacao e costituenti contro l'obesità e la sindrome metabolica [10].

Somministrando cacao ai ratti si è avuta la riduzione del tessuto adiposo viscerale [11].

Con l'analisi del DNA su fegato e tessuto adiposo mesenterico, gli studiosi hanno trovato una ridotta espressione di vari geni associati al trasporto e alla sintesi degli acidi grassi nel fegato e nel grasso mesenterico, ed anche una maggiore espressione di geni associati alla termogenesi [12,11].

In un altro studio si è usato l'odore del cioccolato fondente per valutare una risposta all'appetito.

Il cioccolato ha prodotto una risposta di sazietà e una riduzione dell'appetito; quindi, potrebbe essere utile per prevenire l'aumento di peso [13].

I flavonoidi possono anche produrre eventi metabolici che fanno ridurre la lipogenesi, provicano induzione della lipolisi e aumento della secrezione di adiponectina.

Questi eventi fanno ridurre la deposizione di lipidi e la resistenza all'insulina, mitigando così l'obesità [14].

Uno studio ha riferito invece un aumento di peso significativamente maggiore e dose-dipendente nel tempo di soggetti che consumavano cioccolato più frequente., anche se non sono state fornite informazioni sul profilo di consumo dei soggetti arruolati e sul tipo di cioccolato consumato (in particolare, la quantità specifica di cioccolato fondente) [15], cosa che rende lo studio abbastanza discutibile.

Una meta-analisi ha riferito la mancanza di effetti del cacao o del cioccolato fondente sul peso, sull'indice di massa corporea (IMC) e sulla circonferenza della vita.

Ma una analisi per sottogruppi ha mostrato una riduzione del peso e dell'IMC dopo integrazione di cacao/cioccolato fondente ≥ 30 g di cioccolato al giorno, con una durata dello studio tra 4 e 8 settimane, indicando la rilevanza  della dose consumata e la durata dello studio [16].

Uno studio di alimentazione incrociata di 4 settimane su 31 adulti in sovrappeso o obesi ha stabilito che il consumo giornaliero di mandorle (42 g/die) da sole o in combinazione con cioccolato fondente era benefico per le concentrazioni di colesterolo totale, colesterolo lipoproteico a bassa densità (LDL) e apolipoproteina B. Gli studiosi hanno concluso che incorporare mandorle, cioccolato fondente e cacao in una dieta senza eccedere il fabbisogno energetico potrebbe ridurre il rischio di malattia coronarica [17].

Una meta-analisi ha mostrato che, a breve termine (2-12 settimane), il consumo di cioccolato fondente/cacao può abbassare in modo significativo i livelli di colesterolo totale e LDL (*colesterolo cattivo*), ma non ha effetto sulle lipoproteine ad alta densità HDL (*colesterolo buono*) e sui trigliceridi [18].

Analoghi risultati sono stati trovati con uno studio incrociato controllato con placebo, in cui il consumo quotidiano di barrette di cioccolato fondente contenenti flavonolo di cacao con aggiunta di steroli vegetali ha ridotto significativamente il colesterolo totale sierico e il colesterolo LDL [19].

Un gruppo di donne obese normopeso che consumavano cioccolato fondente (100 g/giorno, 70% di cacao) per un breve periodo (una settimana) hanno mostrato un aumento dei livelli di colesterolo HDL e una diminuzione del rapporto colesterolo LDL/HDL e della circonferenza addominale .

Gli studiosi hanno concluso che il consumo regolare di cioccolato fondente aiuterebbe a mantenere un buon profilo aterogenico, a causa degli effetti favorevoli sul colesterolo HDL, sui rapporti lipoproteici e possibilmente sui marker di infiammazione [20].

Dobbiamo comunque tenere presente uno studio effettuato su 14 donne sane di età attorno ai 60 anni, in menopausa.

Lo studio intendeva  confrontare l'effetto acuto del consumo di una dose isocalorica di cioccolato fondente, al latte e bianco sul successivo apporto energetico, appetito e umore nelle donne in postmenopausa.

Lo studio ha verificato come sia il cioccolato scuro (80% di cacao) quello che fa ridurre il successivo consumo di cibi anche se non furono notate differenze significative rispetto all'umore [21] .

## Bibliografia


1) Vecchie A., Dallegri F., Carbone F., Bonaventura A., Liberale L., Portincasa P., Fruhbeck G., Montecucco F. Obesity phenotypes and their paradoxical association with cardiovascular diseases. *Eur. J. Intern. Med.* 2018;**48**:6–17. doi: 10.1016/j.ejim.2017.10.020. [PubMed] [CrossRef] [Google Scholar]

2) Martín M.A., Goya L., Ramos S. Antidiabetic actions of cocoa flavanols. *Mol. Nutr. Food Res.* 2016;**60**:1756–1769. doi: 10.1002/mnfr.201500961. [PubMed] [CrossRef] [Google Scholar]

3) Ramos S., Martín M.A., Goya L. Effects of cocoa antioxidants in type 2 diabetes mellitus. *Antioxidants.* 2017;**6**:84. doi: 10.3390/antiox6040084. [PMC free article] [PubMed] [CrossRef] [Google Scholar]

4) Gu Y., Hurst W.J., Stuart D.A., Lambert J.D. Inhibition of key digestive enzymes by cocoa extracts and procyanidins. *J. Agric. Food. Chem.* 2011;**59**:5305–5311. doi: 10.1021/jf200180n. [PMC free article] [PubMed] [CrossRef] [Google Scholar]

5) Matsumoto C., Petrone A.B., Sesso H.D., Gaziano J.M., Djousse L. Chocolate consumption and risk of diabetes mellitus in the Physicians' Health Study. *Am.*

*J. Clin. Nutr.* 2015;**101**:362–367. doi: 10.3945/ajcn.114.092221. [PMC free article] [PubMed] [CrossRef] [Google Scholar]

**6**) Maskarinec G., Jacobs S., Shvetsov Y., Boushey C.J., Setiawan V.W., Kolonel L.N., Haiman C.A., Le Marchand L. Intake of cocoa products and risk of type-2 diabetes: The multiethnic cohort. *Eur. J. Clin. Nutr.* 2019;**73**:671–678. doi: 10.1038/s41430-018-0188-9. [PMC free article] [PubMed] [CrossRef] [Google Scholar]

**7**) Yuan S., Li X., Jin Y., Lu J. Chocolate Consumption and Risk of Coronary Heart Disease, Stroke, and Diabetes: A Meta-Analysis of Prospective Studies. *Nutrients.* 2017;**9**:688. doi: 10.3390/nu9070688. [PMC free article] [PubMed] [CrossRef] [Google Scholar]

**8**) Dong J.Y., Kimura T., Ikehara S., Cui M., Kawanishi Y., Yamagishi K., Ueda K., Iso H., Japan Environment. Children's Study Group Chocolate consumption and risk of gestational diabetes mellitus: The Japan Environment and Children's Study. *Br. J. Nutr.* 2019;**122**:936–941. doi: 10.1017/S0007114519001806. [PubMed] [CrossRef] [Google Scholar]

**9**) Almoosawi S., Tsang C., Ostertag L.M., Fyfe L., Al-Dujaili E.A. Differential effect of polyphenol-rich dark chocolate on biomarkers of glucose metabolism and cardiovascular risk factors in healthy, overweight and obese subjects: A randomized clinical trial. *Food Func.* 2012;**3**:1035–1043. doi: 10.1039/c2fo30060e. [PubMed] [CrossRef] [Google Scholar]

**10**) Gu Y., Yu S., Lambert J.D. Dietary cocoa ameliorates obesity-related inflammation in high fat-fed mice. *Eur. J. Nutr.* 2014;**53**:149–158. doi: 10.1007/s00394-013-0510-1. [PMC free article] [PubMed] [CrossRef] [Google Scholar]

**11**) Matsui N., Ito R., Nishimura E., Yoshikawa M., Kato M., Kamei M., Shibata H., Matsumoto I., Abe K., Hashizume S. Ingested cocoa can prevent high-fat diet-induced obesity by regulating the expression of genes for fatty acid metabolism. *Nutrition.* 2005;**21**:594–601. doi: 10.1016/j.nut.2004.10.008. [PubMed] [CrossRef] [Google Scholar]

**12**) Latif R. Chocolate/cocoa and human health: A review. *Neth. J. Med.* 2013;**71**:63–68. [PubMed] [Google Scholar]

**13**) Massolt E.T., van Haard P.M., Rehfeld J.F., Posthuma E.F., van der Veer E., Schweitzer D.H. Appetite suppression through smelling of dark chocolate correlates with changes in ghrelin in young women. *Regul. Pept.* 2010;**161**:81–86. doi: 10.1016/j.regpep.2010.01.005. [PubMed] [CrossRef] [Google Scholar]

**14**) Magrone T., Russo M.A., Jirillo E. Cocoa and dark chocolate polyphenols: From biologym to clinical applications. *Front. Immunol.* 2017;**8**:677. doi: 10.3389/fimmu.2017.00677. [PMC free article] [PubMed] [CrossRef] [Google Scholar]

15) Greenberg J.A., Buijsse B. Habitual chocolate consumption may increase body weight in a dose-response manner. *PLoS ONE.* 2013;**8**:e70271. doi: 10.1371/journal.pone.0070271. [PMC free article] [PubMed] [CrossRef] [Google Scholar]

16) Kord-Varkaneh H., Ghaedi E., Nazary-Vanani A., Mohammadi H., Shab-Bidar S. Does cocoa/dark chocolate supplementation have favorable effect on body weight, body mass index and waist circumference? A systematic review, meta-analysis and dose-response of randomized clinical trials. *Crit. Rev. Food Sci. Nutr.* 2019;**59**:2349–2362. doi: 10.1080/10408398.2018.1451820. [PubMed] [CrossRef] [Google Scholar]

17) Lee Y., Berryman C.E., West S.G., Chen C.O., Blumberg J.B., Lapsley K.G., Preston A.G., Fleming J.A., Kris-Etherton P.M. Effects of dark chocolate and almonds on cardiovascular risk factors in overweight and obese individuals: A randomized controlled-feeding trial. *J. Am. Heart Assoc.* 2017;**6**:e005162. doi: 10.1161/JAHA.116.005162. [PMC free article] [PubMed] [CrossRef] [Google Scholar]

18) Tokede O.A., Gaziano J.M., Djousse L. Effects of cocoa products/dark chocolate on serum lipids: A meta-analysis. *Eur. J. Clin. Nutr.* 2011;**65**:879–886. doi: 10.1038/ejcn.2011.64. [PubMed] [CrossRef] [Google Scholar]

19) Allen R.R., Carson L., Kwik-Uribe C., Evans E.M., Erdman J.W., Jr. Daily consumption of a dark chocolate containing flavanols and added sterol esters affects cardiovascular risk factors in a normotensive population with elevated cholesterol. *J. Nutr.* 2008;**138**:725–731. doi: 10.1093/jn/138.4.725. [PubMed] [CrossRef] [Google Scholar]

20) Di Renzo L., Rizzo M., Sarlo F., Colica C., Iacopino L., Domino E., Sergi D., De Lorenzo A. Effects of dark chocolate in a population of normal weight obese women: A pilot study. *Eur. Rev. Med. Pharm. Sci.* 2013;**17**:2257–2266. [PubMed] [Google Scholar]

21) Channa E.,M., et al.(2017).Consumption of dark chocolate attenuates subsequent food intake compared with milk and white chocolate in postmenopausal women.Appetite Volume 116, 1 September, Pages 544-551. https://doi.org/10.1016/j.appet.2017.05.050

# *CANCRO*

I risultati al riguardo, cioè che effetto abbia il consumo di cacao rispetto al cancro sono piuttosto controversi.

I primi studi hanno fatto pensare che assumere un eccesso di cioccolato potrebbe predisporre allo sviluppo di tumori (come il cancro del colon-retto e della mammella) [1,2].

Secondo altri studi in vitro, il cacao inibisce la crescita delle cellule tumorali anche se gli esatti meccanismi antitumorali sono poco conosciuti [3,4].

Alcuni studiosi hanno dimostrato che le procianidine del succo di cacao hanno ridotto significativamente l'incidenza e la molteplicità dei carcinomi polmonari e hanno ridotto gli adenomi tiroidei sviluppati nei ratti maschi e hanno inibito la tumorigenesi mammaria e pancreatica nelle femmine di ratto [5,6].

Le procianidine del cacao hanno anche ridotto l'attività del fattore di crescita endoteliale vascolare e l'attività angiogenica associata al tumore, determinando la down-regulation della tirosin-chinasi ErbB2 [7].

Negli ultimi anni, il trattamento di diverse linee cellulari di carcinoma ovarico con varie concentrazioni di estratto ricco di procianidina del cacao, inducendo citotossicità e chemiosensibilizzazione, ha mostrato una percentuale significativa di cellule in fase sub-G1/G0 (ipodiploide), che aumenta con l'aumentare della concentrazione, ed è stato osservato un significativo accumulo di cellule nella fase S [8].

Questo effetto probabilmente è dovuto all' aumento dei livelli intracellulari di specie reattive dell'ossigeno (ROS) [9].

In una ricerca su animali, una dieta contenente cioccolato fondente ha ridotto il numero totale di focolai di cripta aberranti (ACF) nel colon. Questo effetto era associato alla down-regulation dei livelli di trascrizione di COX-2 e ReIA [10].

Inoltre, il cacao ha ridotto significativamente l'incidenza e le dimensioni del tumore nei topi con cancro associato alla colite [11].

Al momento, altri studi traslazionali e prospettici devono studiare i meccanismi intrinseci dell'azione antitumorale del cacao per supportarne l'uso come coadiuvante nella prevenzione e nel trattamento del cancro [12].

## Bibliografia

1) Boutron-Ruault M.C., Senesse P., Faivre J., Chatelain N., Belghiti C., Meance S. Foods as risk factors for colorectal cancer: A case-control study in Burgundy (France) *Eur. J. Cancer Prev.* 1999;**8**:229–235. doi: 10.1097/00008469-199906000-00011. [PubMed] [CrossRef] [Google Scholar]

2) Richardson S., Gerber M., Cenee S. The role of fat, animal protein and some vitamin consumption in breast cancer: A case control study in southern France. *Int. J. Cancer.* 1991;**48**:1–9. [PubMed] [Google Scholar]

3) Carnesecchi S., Schneider Y., Lazarus S.A., Coehlo D., Gosse F., Raul F. Flavanols and procyanidins of cocoa and chocolate inhibit growth and polyamine biosynthesis of human colonic cancer cells. *Cancer Lett.* 2002;**175**:147–155. doi: 10.1016/S0304-3835(01)00731-5. [PubMed] [CrossRef] [Google Scholar]

4) Kozikowski A.P., Tuckmantel W., Bottcher G., Romanczyk L.J., Jr. Studies in polyphenol chemistry and bioactivity. 4.(1) Synthesis of trimeric, tetrameric, pentameric, and higher oligomeric epicatechin-derived procyanidins having all-4beta, 8-interflavan connectivity and their inhibition of cancer cell growth through cell cycle arrest. *J. Org. Chem.* 2003;**68**:1641–1658. [PubMed] [Google Scholar]

5) Yamagishi M., Natsume M., Osakabe N., Nakamura H., Furukawa F., Imazawa T., Nishikawa A., Hirose M. Effects of cacao liquor proanthocyanidins on PhIP-induced mutagenesis in vitro, and in vivo mammary and pancreatic tumorigenesis in female Sprague-Dawley rats. *Cancer Lett.* 2002;**185**:123–130. doi: 10.1016/S0304-3835(02)00276-8. [PubMed] [CrossRef] [Google Scholar]

6) Yamagishi M., Natsume M., Osakabe N., Okazaki K., Furukawa F., Imazawa T., Nishikawa A., Hirose M. Chemoprevention of lung carcinogenesis by cacao liquor proanthocyanidins in a male rat multi-organ carcinogenesis model. *Cancer Lett.* 2003;**191**:49–57. doi: 10.1016/S0304-3835(02)00629-8. [PubMed] [CrossRef] [Google Scholar]

7) Kenny T., Keen C., Jones P., Kung H., Schmitz H., Gershwin M. Pentameric procyanidins isolated from Theobroma cacao seeds selectively downregulate ErbB2 in human aortic endothelial cells. *Exp. Biol. Med.* 2004;**229**:255–263. doi: 10.1177/153537020422900306. [PubMed] [CrossRef] [Google Scholar]

8) Taparia S., Khanna A. Effect of procyanidin-rich extract from natural cocoa powder on cellular viability, cell cycle progression, and chemoresistance in human epithelial ovarian carcinoma cell lines. *Pharmacogn. Mag.* 2016;**12**(Suppl. 2):S109–S115. [PMC free article] [PubMed] [Google Scholar]

9) Taparia S.S., Khanna A. Procyanidin-rich extract of natural cocoa powder causes ROS-mediated caspase-3 dependent apoptosis and reduction of pro-MMP-2 in epithelial ovarian carcinoma cell lines. *Biomed. Pharmacother.* 2016;**83**:130–140. doi: 10.1016/j.biopha.2016.06.019. [PubMed] [CrossRef] [Google Scholar]

10) Hong M.Y., Nulton E., Shelechi M., Hernandez L.M., Nemoseck T. Effects of dark chocolate on azoxymethane-induced colonic aberrant crypt foci. *Nutr. Cancer.* 2013;**65**:677–685. doi: 10.1080/01635581.2013.789542. [PubMed] [CrossRef] [Google Scholar]

11) Saadatdoust Z., Pandurangan A.K., Ananda Sadagopan S.K., Mohd Esa N., Ismail A., Mustafa M.R. Dietary cocoa inhibits colitis associated cancer: A crucial involvement of the IL-6/STAT3 pathway. *J. Nutr. Biochem.* 2015;**26**:1547–1558. doi: 10.1016/j.jnutbio.2015.07.024. [PubMed] [CrossRef] [Google Scholar]

12) Latif R. Chocolate/cocoa and human health: A review. *Neth. J. Med.* 2013;**71**:63–68. [PubMed] [Google Scholar]

## *EFFETTI CARDIOVASCOLARI*

I benefici dell'assunzione di cibi contenenti cacao comprendono effetti sulla pressione sanguigna, sull'insulino-resistenza e sulla funzione vascolare e piastrinica [25].

I polifenoli, abbondanti nel cacao e nel cioccolato fondente, attivano la sintasi endoteliale dell'Ossido Nitrico (eNOS); che porta alla generazione di Ossido Nitrico NO [1], che abbassa la pressione sanguigna favorendo la vasodilatazione [2,3,4,5,6,7].

L'Ossido Nitrico è infatti una molecola protettiva molte importante dei vasi sanguigni.

Con il consumo di cioccolato fondente si assiste al miglioramento della velocità dell'onda di pulsazione (PWV), una misura della rigidità delle arterie, e dell'indice di punteggio aterosclerotico, con rilassamento parietale delle grandi arterie e dilatazione delle piccole e medie arterie periferiche.

Concentrazioni più elevate di epicatechine plasmatiche aiutano a rilasciare i vasodilatatori derivati dall'endotelio e ad aumentare la concentrazione di procianidine plasmatiche, il che porta a una maggiore produzione di Ossido Nitrico e biodisponibilità [6].

Una volta rilasciato, l' Ossido Nitrico attiva anche la via di sintesi della prostaciclina, che agisce come vasodilatatore in sinergia con l' Ossido Nitrico stesso, contribuendo così alla protezione dalla trombosi [10].

Inoltre, le proprietà antinfiammatorie e vasoprotettive della prostaciclina sono potenziate dalla sua capacità di ridurre i leucotrieni plasmatici [10,8,9].

Una meta-analisi di studi randomizzati riporta che il consumo acuto e cronico di cioccolato e cacao ha aumentato la vasodilatazione flusso-mediata, ridotto la pressione sanguigna sistolica e diastolica e ridotto i livelli sierici di insulina [11].

In adulti giovani e sani, l' ingestione giornaliera di 20 g di cioccolato al cacao più alto (90%) per un periodo di 30 giorni ha migliorato la funzione vascolare riducendo la pressione dell'arteria brachiale centrale e favorendo il rilassamento vascolare [12].

Uno studio di tipo prospettico, svedese, ha messo in relazione il consumo di cioccolato (≥3-4 porzioni/settimana) con un minor rischio di infarto miocardico e cardiopatia ischemica [13].

Un altro studio prospettico svolto su ben 83.310 donne in postmenopausa libere da gravi malattie croniche preesistenti non ha riscontrato alcuna associazione tra consumo di cioccolato e rischio di malattia coronarica, ictus o entrambi combinati.

Ma anzi, fu registrato un aumento del rischio tra le donne di età inferiore ai 65 anni, nel quintile più alto del consumo di cioccolato [14].

Anche in uno studio su medici maschi negli Stati Uniti non è stata trovata una associazione tra l'assunzione di cioccolato e il rischio di fibrillazione atriale.[15].

Un altro studio prospettico su 20.992 partecipanti non è riuscito a trovare un'associazione tra un'elevata assunzione di cioccolato (fino a 100 g/giorno) e incidenza di insufficienza cardiaca [16].

Una revisione sistematica ha suggerito che l'uso regolare di cioccolato (<100 g/settimana) può essere collegato a un ridotto rischio cardiovascolare e che la dose più appropriata di consumo di cioccolato era di 45 g/settimana, poiché livelli più elevati potrebbero contrastare i benefici per la salute dovuti agli effetti avversi legato a un elevato consumo di zucchero [17].

Risultati simili sono stati trovati in un'ampia coorte di uomini svedesi, che mostravano un'associazione a forma di J tra il consumo di cioccolato e l'incidenza di insufficienza cardiaca, con effetti protettivi assenti nei soggetti che consumavano ≥1 porzione al giorno [18].

Il cacao ha anche un ruolo nelle condizioni cerebrali, come l'ictus, dato che l'assunzione di cacao è associata ad un aumento del flusso sanguigno cerebrale [19].

Allo stesso modo, il consumo quotidiano di cioccolato può ridurre la probabilità di un attacco di ictus [20, 21].

Ma, d'altra parte, un ampio studio di coorte prospettico fatto in Giappone ha riportato un'associazione tra consumo di cioccolato e minor rischio di ictus nelle donne ma non negli uomini [22].

Non è quindi facile trarre conclusioni univoche in base agli studi esposti, anche tenendo conto la variabilità individuale.

Possiamo azzardarci forse a dire che un consumo costante ma

moderato di cioccolato amaro è utile nei riguardi dei disturbi cardiovascolari.

E', d'altra parte, assolutamente ovvio che se assieme al cioccolato si consuma zucchero, non solo non si avranno benefici ma soltato danni alla salute.

## BIBLIOGRAFIA

1) Mancia G., de Backer G., Dominiczak A. Guidelines for the management of arterial hypertension: The Task Force for the Management of Arterial Hypertension of the European Society of Hypertension (ESH) and of the European Society of Cardiology (ESC) *J. Hypertens.* 2007;**25**:1105–1187. doi: 10.1097/HJH.0b013e3281fc975a. [PubMed] [CrossRef] [Google Scholar]

2) Desch S., Schmidt J., Kobler D., Sonnabend M., Eitel I., Sareban M., Rahimi K., Schuler G., Thiele H. Effect of cocoa products on blood pressure: Systematic review and meta-analysis. *Am. J. Hypertens.* 2010;**23**:97–103. doi: 10.1038/ajh.2009.213. [PubMed] [CrossRef] [Google Scholar]

3) Engler M.B., Engler M.M., Chen C.Y., Malloy M.J., Browne A., Chiu E.Y., Kwak H.K., Milbury P., Paul S.M., Blumberg J., et al. Flavonoid-rich dark chocolate improves endothelial function and increases plasma epicatechin concentrations in healthy adults. *J. Am. Coll. Nutr.* 2004;**23**:197–204. doi: 10.1080/07315724.2004.10719361. [PubMed] [CrossRef] [Google Scholar]

4) Fisher N.D., Hollenberg N.K. Aging and vascular responses to flavanol-rich cocoa. *J. Hypertens.* 2006;**24**:1575–1580. doi: 10.1097/01.hjh.0000239293.40507.2a. [PubMed] [CrossRef] [Google Scholar]

5) Fisher N.D., Hughes M., Gerhard-Herman M., Hollenberg N.K. Flavanol rich cocoa induces nitric-oxide-dependent vasodilation in healthy humans. *J. Hypertens.* 2003;**21**:2281–2286. doi: 10.1097/00004872-200312000-00016. [PubMed] [CrossRef] [Google Scholar]

6) Gammone M.A., Efthymakis K., Pluchinotta F.R., Bergante S., Tettamanti G., Riccioni G., D'Orazio N. Impact of chocolate on the cardiovascular health. *Front. Biosci.* 2018;**23**:852–864. doi: 10.2741/4620. [PubMed] [CrossRef] [Google Scholar]

7) Murphy K.J., Chronopoulos A.K., Singh I., Francis M.A., Moriarty H., Pike M.J., Turner A.H., Mann N.J., Sinclair A.J. Dietary flavanols and procyanidin oligomers from cocoa (*Theobroma cacao*) inhibit platelet function. *Am. J. Clin. Nutr.* 2003;**77**:1466–1473. doi: 10.1093/ajcn/77.6.1466. [PubMed] [CrossRef] [Google Scholar]

**8)** Schramm D.D., Karim M., Schrader H.R., Holt R.R., Kirkpatrick N.J., Polagruto J.A., Ensunsa J.L., Schmitz H.H., Keen C.L. Food effects on the absorption and pharmacokinetics of cocoa flavanols. *Life Sci.* 2003;**73**:857–869. doi: 10.1016/S0024-3205(03)00373-4. [PubMed] [CrossRef] [Google Scholar]

**9)** Schwab U.S., Maliranta H.M., Sarkkinen E.S., Savolainen M.J., Kesäniemi Y.A., Uusitupa M.I. Different effects of palmitic and stearic acid-enriched diets on serum lipids and lipoproteins and plasma cholesteryl ester transfer protein activity in healthy young women. *Metabolism.* 1996;**45**:143–149. doi: 10.1016/S0026-0495(96)90044-X. [PubMed] [CrossRef] [Google Scholar]

**10)** Magrone T., Russo M.A., Jirillo E. Cocoa and dark chocolate polyphenols: From biologym to clinical applications. *Front. Immunol.* 2017;**8**:677. doi: 10.3389/fimmu.2017.00677. [PMC free article] [PubMed] [CrossRef] [Google Scholar]

**11)** Hooper L., Kay C., Abdelhamid A., Kroon P.A., Cohn J.S., Rimm E.B., Cassidy A. Effects of chocolate, cocoa, and flavan-3-ols on cardiovascular health: A systematic review and meta-analysis of randomized trials. *Am. J. Clin. Nutr.* 2012;**95**:740–751. doi: 10.3945/ajcn.111.023457. [PubMed] [CrossRef] [Google Scholar]

**12)** Pereira T., Bergqvist J., Vieira C., Gruner Svealv B., Castanheira J., Conde J. Randomized study of the effects of cocoa-rich chocolate on the ventricle-arterial coupling and vascular function of young, healthy adults. *Nutrition.* 2019;**63–64**:175–183. doi: 10.1016/j.nut.2019.02.017. [PubMed] [CrossRef] [Google Scholar]

**13)** Larsson S.C., Akesson A., Gigante B., Wolk A. Chocolate consumption and risk of myocardial infarction: A prospective study and meta-analysis. *Heart.* 2016;**102**:1017–1022. doi: 10.1136/heartjnl-2015-309203. [PubMed] [CrossRef] [Google Scholar]

**14)** Greenberg J.A., Manson J.E., Neuhouser M.L., Tinker L., Eaton C., Johnson K.C., Shikany J.M. Chocolate intake and heart disease and stroke in the Women's Health Initiative: A prospective analysis. *Am. J. Clin. Nutr.* 2018;**108**:41–48. doi: 10.1093/ajcn/nqy073. [PMC free article] [PubMed] [CrossRef] [Google Scholar]

**15)** Khawaja O., Petrone A.B., Kanjwal Y., Gaziano J.M., Djousse L. Chocolate Consumption and Risk of Atrial Fibrillation (from the Physicians' Health Study) *Am. J. Cardiol.* 2015;**116**:563–566. doi: 10.1016/j.amjcard.2015.05.009. [PMC free article] [PubMed] [CrossRef] [Google Scholar]

**16)** Kwok C.S., Loke Y.K., Welch A.A., Luben R.N., Lentjes M.A., Boekholdt S.M., Pfister R., Mamas M.A., Wareham N.J., Khaw K.T., et al. Habitual chocolate consumption and the risk of incident heart failure among healthy men and women. *Nutr. Metab. Cardiovasc. Dis. NMCD.* 2016;**26**:722–734. doi: 10.1016/j.numecd.2016.01.003. [PMC free article] [PubMed] [CrossRef] [Google Scholar]

**17)** Ren Y., Liu Y., Sun X.Z., Wang B.Y., Zhao Y., Liu D.C., Zhang D.D., Liu X.J., Zhang R.Y., Sun H.H., et al. Chocolate consumption and risk of cardiovascular diseases: A meta-analysis of prospective studies. *Heart.* 2019;**105**:49–55. doi: 10.1136/heartjnl-2018-313131. [PubMed] [CrossRef] [Google Scholar]

**18)** Steinhaus D.A., Mostofsky E., Levitan E.B., Dorans K.S., Hakansson N., Wolk A., Mittleman M.A. Chocolate intake and incidence of heart failure: Findings from the Cohort of Swedish Men. *Am. Heart J.* 2017;**183**:18–23. doi: 10.1016/j.ahj.2016.10.002. [PMC free article] [PubMed] [CrossRef] [Google Scholar]

**19)** Francis S.T., Head K., Morris P.G., Macdonald I.A. The effect of flavanol-rich cocoa on the fMRI response to a cognitive task in healthy young people. *J. Cardiovasc. Pharmacol.* 2006;**47**(Suppl. 2):S221–S223. doi: 10.1097/00005344-200606001-00018. [PubMed] [CrossRef] [Google Scholar]

**20)** Walters M.R., Williamson C., Lunn K., Munteanu A. Chocolate consumption and risk of stroke: A prospective cohort of men and meta-analysis. *Neurology.* 2013;**80**:1173–1174. doi: 10.1212/01.wnl.0000428365.81656.e0. [PubMed] [CrossRef] [Google Scholar]

**21)** Latif R. Chocolate/cocoa and human health: A review. *Neth. J. Med.* 2013;**71**:63–68. [PubMed] [Google Scholar]

**22)** Dong J.Y., Hiroyasu I., Kazumasa Y., Norie S., Shoichiro T., Japan Public Health Center-based Prospective Study Group Chocolate consumption and risk of stroke among men and women: A large population-based, prospective cohort study. *Atherosclerosis.* 2017;**260**:8–12. doi: 10.1016/j.atherosclerosis.2017.03.004. [PubMed] [CrossRef] [Google Scholar]

## SISTEMA IMMUNITARIO

Studi tanto in vivo che in vitro hanno mostrato che il cacao mostra proprietà regolatorie sulle cellule immunitarie implicate nell'immunità sia innata che acquisita.

Negli animali, questi effetti sono presenti a livello sistemico e intestinale [1,2].

Nei ratti Lewis una dieta al 10% di cacao o una dieta a 0,25% di teobromina sono state entrambe in grado, dopo una settimana, di abbassare le concentrazioni sieriche di IgG, IgM, IgA e IgA intestinali, rispetto alla dieta di controllo.

Sia il cacao che la teobromina hanno modificato la composizione dei timociti aumentando le proporzioni di CD4-CD8- e CD4+CD8- e hanno modificato la composizione del linfonodo mesenterico (percentuale ridotta di T-helper) e della milza (aumento della proporzione di T-helper).

Nel loro insieme, i dati suggeriscono che la **teobromina** è l'agente che media i principali effetti immunoregolatori del cacao [3].

L'uso del cioccolato fondente ha effetti antinfiammatori trovati da uno studio clinico randomizzato di 4 settimane, particolarmente visibile nelle ridotte risposte post-sfida di citochine, marcatori vascolari, globuli bianchi e marcatori di attivazione dei leucociti [4,5].

Il consumo regolare di cacao potrebbe essere correlato alla prevenzione o al miglioramento della salute indotto dai processi allergici [6].

Sono conosciuti gli effetti positivi dei flavonoidi del cacao sul sistema immunitario (relativamente a diversi meccanismi allergici), come la riduzione del rilascio di mediatori, il ripristino dell'equilibrio delle cellule T-helper 1 e T-helper 2 [7] e la down-regulation di produzione di IgE [6,8]. Il cioccolato, invece, è uno dei principali alimenti potenzialmente allergenici che è anche in grado di provocare reazioni di ipersensibilità, manifestando diversi sintomi clinici (es. affaticamento, irritabilità, insonnia, mal di testa, asma e diarrea) che compaiono poche ore o giorni dopo assunzione di cibo [9].

## BIBLIOGRAFIA

**1)** Ramiro-Puig E., Castell M. Cocoa: Antioxidant and immunomodulator. *Br. J. Nutr.* 2009;**101**:931–940. doi: 10.1017/S0007114508169896. [PubMed] [CrossRef] [Google Scholar]

**2)** Ramiro-Puig E., Perez-Cano F.J., Ramos-Romero S., Perez-Berezo T.,

Castellote C., Permanyer J., Franch A., Izquierdo-Pulido M., Castell M. Intestinal immune system of young rats influenced by cocoa-enriched diet. *J. Nutr. Biochem.* 2008;**19**:555–565. doi: 10.1016/j.jnutbio.2007.07.002. [PubMed] [CrossRef] [Google Scholar]

**3**) Camps-Bossacoma M., Perez-Cano F.J., Franch A., Castell M. Theobromine Is Responsible for the Effects of Cocoa on the Antibody Immune Status of Rats. *J. Nutr.* 2018;**148**:464–471. doi: 10.1093/jn/nxx056. [PubMed] [CrossRef] [Google Scholar]

**4**) Esser D., Mars M., Oosterink E., Stalmach A., Müller M., Afman L.A. Dark chocolate consumption improves leukocyte adhesion factors and vascular function in overweight men. *FASEB J.* 2014;**28**:1464–1473. doi: 10.1096/fj.13-239384. [PubMed] [CrossRef] [Google Scholar]

**5**) Van den Brink W., van Bilsen J., Salic K., Hoevenaars F.P.M., Verschuren L., Kleemann R., Bouwman J., Ronnett G.V., van Ommen B., Wopereis S. Current and Future Nutritional Strategies to Modulate Inflammatory Dynamics in Metabolic Disorders. *Front. Nutr.* 2019;**6**:129. doi: 10.3389/fnut.2019.00129. [PMC free article] [PubMed] [CrossRef] [Google Scholar]

**6**) Rodríguez-Lagunas M.J., Vicente F., Pereira P., Castell M., Pérez-Cano F.J. Relationship between cocoa intake and healthy status: A pilot study in university students. *Molecules.* 2019;**24**:812. doi: 10.3390/molecules24040812. [PMC free article] [PubMed] [CrossRef] [Google Scholar]

**7**) Gandhi G.R., Neta M.T.S.L., Sathiyabama R.G., Quintans J.S.S., de Oliveira E., Silva A.M., Araújo A.A.S., Narain N., Júnior L.J.Q., Gurgel R.Q. Flavonoids as Th1/Th2 cytokines immunomodulators: A systematic review of studies on animal models. *Phytomedicine.* 2018;**44**:74–84. doi: 10.1016/j.phymed.2018.03.057. [PubMed] [CrossRef] [Google Scholar]

**8**) Abril-Gil M., Massot-Cladera M., Pérez-Cano F.J., Castellote C., Franch A., Castell M. A diet enriched with cocoa prevents IgE synthesis in a rat allergy model. *Pharmacol. Res.* 2012;**65**:603–608. doi: 10.1016/j.phrs.2012.02.001. [PubMed] [CrossRef] [Google Scholar]

**9**) Żukiewicz-Sobczak W.A., Wróblewska P., Adamczuk P., Kopczyński P. Causes, symptoms and prevention of food allergy. *Postep. Dermatol. Alergol.* 2013;**30**:113–116. doi: 10.5114/pdia.2013.34162. [PMC free article] [PubMed] [CrossRef] [Google Scholar]

## MICROBIOTA INTESTINALE

Sono molto numerosi gli studi che dimostrano l'importanza del **microbiota intestinale** non solo per la salute e il corretto funzionamento dell'apparato intestinale, ma per la salute di tutto l'organismo.

Se, infatti, è in equilibrio l'insieme della popolazione batterica dell'apparato digerente, molte funzioni biologiche sono conservate, mentre se subentra un'alterazione possono comparire problemi di varia natura e a diversi livelli.

Ecco perché è importante conoscere qualche buona abitudine che possa favorire questo equilibrio.

Il microbiota intestinale è l'insieme dei batteri presenti nell'intestino.

I batteri non sono solo quelli potenzialmente patogeni, ma anzi la maggior parte di essi risiede nell'apparato intestinale costituendo appunto il microbiota.

Il cioccolato può avere infuenza sul Microbiota.

Cominciamo col dire che il microbiota intestinale ha un ruolo chiave nell'accumulo di energia e nei disordini metabolici [1].

Mentre i monomeri e i dimeri flavonolici vengono assorbiti nell'intestino tenue, le procianidine subiscono una metabolizzazione da parte del microbiota del colon, con produzione di acidi fenolici, successivamente assorbiti, metabolizzati nel fegato ed eliminati nelle urine o nelle feci [2,3,4,5].

Pertanto, il microbiota intestinale è responsabile della metabolizzazione dei polifenoli in altri composti bioattivi (valerolattoni [6] e vari acidi fenolici [7]) con potenziali **proprietà antinfiammatorie** [8].

Uno studio condotto su ratti alimentati con una dieta a base di cacao per 6 settimane ha evidenziato una significativa riduzione della percentuale di Bacteroides, Clostridium e Staphylococcus, cambiamenti nell'espressione dei recettori tool-like (TLR) (una classe di proteine che giocano un ruolo chiave nella difesa dell'organismo, in particolare nell'immunità innata.) e una riduzione della secrezione intestinale di immunoglobuline A, significativamente correlata alla diminuzione della proporzione di Clostridium e Streptococcus [3].

Nei suini, il consumo di cacao, oltre a determinare variazioni dei metaboliti nei biofluidi e nei tessuti, in quanto l'aumento dei coniugati O-metil-epicatechina glucuronide nel siero, nelle urine e nel tessuto adiposo viscerale, ha indotto un aumento significativo dell'abbondanza di specie di Lactobacillus dal gruppo *casei* nelle feci e le specie Bifidobacterium nel contenuto prossimale del colon [9].

Tzounis et al. [4] hanno condotto il primo studio di intervento sull'uomo progettato per verificare l'influenza dell'assunzione di flavanoli di cacao sulla crescita del microbiota fecale umano.

In particolare, questi studiosi hanno verificato che l'assunzione di 494 mg di flavonoidi del cacao/die per 4 settimane ha avuto un effetto significativo sulla crescita del microbiota intestinale.

## BIBLIOGRAFIA


1) Clarke S.F., Murphy E.F., Nilaweera K., Ross P.R., Shanahan F., O'Toole P.W., Cotter P.D. The gut microbiota and its relationship to diet and obesity: New insights. *Gut Microbes.* 2012;**3**:186–202. doi: 10.4161/gmic.20168. [PMC free article] [PubMed] [CrossRef] [Google Scholar]

2) Wiese S., Esatbeyoglu T., Winterhalter P., Kruse H.P., Winkler S., Bub A., Kulling S.E. Comparative biokinetics and metabolism of pure monomeric, dimeric, and polymeric flavan-3-ols: A randomized cross-over study in humans. *Mol. Nutr. Food Res.* 2015;**59**:610–621. doi: 10.1002/mnfr.201400422. [PubMed] [CrossRef] [Google Scholar]

3) Massot-Cladera M., Pérez-Berezo T., Franch A., Castell M., Pérez-Cano F.J. Cocoa modulatory effect on rat faecal microbiota and colonic crosstalk. *Arch. Biochem. Biophys.* 2012;**527**:105–112. doi: 10.1016/

j.abb.2012.05.015. [PubMed] [CrossRef] [Google Scholar]

**4**) Tzounis X., Rodriguez-Mateos A., Vulevic J., Gibson G.R., Kwik-Uribe C., Spencer J.P. Prebiotic evaluation of cocoa-derived flavanols in healthy humans by using a randomized, controlled, double-blind, crossover intervention study. *Am. J. Clin. Nutr.* 2011;**93**:62–72. doi: 10.3945/ajcn.110.000075. [PubMed] [CrossRef] [Google Scholar]

**5**) Tzounis X., Vulevic J., Kuhnle G.G., George T., Leonczak J., Gibson G.R., Kwik-Uribe C., Spencer J.P. Flavanol monomer-induced changes to the human faecal microflora. *Br. J. Nutr.* 2008;**99**:782–792. doi: 10.1017/S0007114507853384. [PubMed] [CrossRef] [Google Scholar]

**6**) Monagas M., Urpi-Sarda M., Sanchez-Patan F., Llorach R., Garrido I., Gomez-Cordoves C., Andres-Lacueva C., Bartolome B. Insights into the metabolism and microbial biotransformation of dietary flavan-3-ols and the bioactivity of their metabolites. *Food Func.* 2010;**1**:233–253. doi: 10.1039/c0fo00132e. [PubMed] [CrossRef] [Google Scholar]

**7**) Urpi-Sarda M., Monagas M., Khan N., Lamuela-Raventos R.M., Santos-Buelga C., Sacanella E., Castell M., Permanyer J., Andres-Lacueva C. Epicatechin, procyanidins, and phenolic microbial metabolites after cocoa intake in humans and rats. *Anal. Bioanal. Chem.* 2009;**394**:1545–1556. doi: 10.1007/s00216-009-2676-1. [PubMed] [CrossRef] [Google Scholar]

**8**) Magrone T., Russo M.A., Jirillo E. Cocoa and dark chocolate polyphenols: From biologym to clinical applications. *Front. Immunol.* 2017;**8**:677. doi: 10.3389/fimmu.2017.00677. [PMC free article] [PubMed] [CrossRef] [Google Scholar]

**9**) Jang S., Sun J., Chen P., Lakshman S., Molokin A., Harnly J.M., Vinyard B.T., Urban J.F., Jr., Davis C.D., Solano-Aguilar G. Flavanol-enriched cocoa powder alters the intestinal microbiota, tissue and fluid metabolite profiles, and intestinal gene expression in pigs. *J. Nutr.* 2016;**146**:673–680. doi: 10.3945/jn.115.222968. [PMC free article] [PubMed] [CrossRef] [Google Scholar]

## EFFETTI ANTINFIAMMATORI E ANTIDOLORIFICI

Il cacao contiene un'ampia gamma di sostanze fitochimiche, compresi i polifenoli, che hanno dimostrato di avere azioni antinfiammatorie e antiossidanti e anche di avere un effetto positivo sul dolore.

Altri componenti del cacao potrebbero essere in grado di influenzare positivamente la percezione del dolore attraverso vari meccanismi.

Fin dal 17° secolo era stato segnalato il cacao per le sue proprietà medicinali ed era stato utilizzato per vari scopi, incluso il trattamento dell'angina e del dolore cardiaco [1].

Nelle fave di cacao è presente un'ampia varietà di composti attivi.

Tra questi, sono ben rappresentati le metilxantine e i flavan-3-oli (ad esempio le proantocianidine).

Esistono anche altre classi di polifenoli (come flavonoli, antociani, stilbenoidi e derivati dell'acido fenolico), ammidi/ammine e alcaloidi [2].

Secondo questo, attualmente, i polifenoli della catechina, le antocianidine e le proantocianidine sono considerati i principali composti del cacao con effetti antinfiammatori e anti-nocicettivi [3].

## Cacao e dolore: alcuni studi sperimentali

Si è recentemente visto che l'attivazione dei neuroni trigeminali e l'espressione delle proteine coinvolte nella nocicezione nel ganglio e nel midollo spinale sono inibite dal cacao [4, 5].

Uno studio condotto da Bowden et al. [5] ha mostrato un'inibizione del dolore orofacciale infiammatorio neurogeno nei ratti alimentati con una dieta ricca di cacao.

Inoltre, uno studio condotto da Cady et al. [6] ha mostrato come la somministrazione alimentare di cacao fosse in grado di aumentare i livelli circolanti di diversi peptidi con proprietà antinfiammatorie e anti-nocicettive e d'altra parte contrastasse l'infiammazione inibendo l'espressione di proteine pro-flogogene e la sensibilizzazione neuronale [6].

In particolare, i ratti maschi Sprague-Dawley sono stati alimentati con una dieta di controllo o una dieta arricchita di cacao prima dell'iniezione dell'adiuvante di Freund (CFA) completo nella capsula dell'articolazione temporo-mandibolare.

Il CFA contiene micobatteri uccisi dal calore e, quando iniettato, induce uno stato infiammatorio doloroso di lunga durata, favorendo così l'attivazione prolungata dei neuroni del ganglio trigemino e della glia.

Il cacao ha stimolato un aumento dell'espressione gliale della proteina di trasporto del glutammato GLAST, che rimuove il neurotrasmettitore eccitatorio glutammato dall'ambiente esterno attorno ai neuroni di secondo ordine.

Nel nucleo del trigemino spinale, il cacao è stato anche in grado di diminuire l'espressione del peptide correlato al gene della calcitonina (CGRP). A questo proposito, diversi studi suggeriscono come, a livello delle cellule gliali, il rilascio di CGRP sia in grado di aumentare l'attivazione cellulare, con conseguente aumento della produzione di molecole proinfiammatorie.

Allo stesso modo, è stato anche dimostrato che CGRP è in grado di aumentare la sintesi della proteina chinasi A (PKA) e del recettore purino (P2X) 3, migliorando la sensibilizzazione dei neuroni nocicettivi anche a livello della glia spinale. Il cacao ha represso l'aumento CFA-dipendente dei livelli di P2X e PKA.

Un'altra importante scoperta di questo studio è stata che il cacao alimentare ha aumentato l'espressione della proteina antinfiammatoria MAP chinasi fosfatasi 1 (MKP-1). MKP regola le risposte cellulari mediate dalla protein- chinasi attivata dal mitogeno (MAPK) e sono coinvolte nei processi infiammatori e nocicettivi.

Inoltre, il cacao è stato in grado di contrastare l'infiammazione indotta da citochine dipendenti da CFA e reprimere l'espressione indotta da CFA della proteina associata alla fibrillare gliale (GFAP) e OX-42, rispettivamente, marcatori di astrociti e attivazione della microglia [6].

Molti altri sono gli studi sull' argomento, naturalmente.

Gli autori della review [7] da cui è stato in parte tratto questo paragrafo, concludono dicendo che il cacao è un alimento ricco di flavonoidi con popolarità in tutto il mondo.

I risultati di studi epidemiologici, preclinici e di intervento sull'uomo suggeriscono che il cacao può esercitare effetti positivi in varie patologie croniche, come malattie cardiovascolari e altre condizioni legate all'infiammazione e allo stress ossidativo .

Molte piante contenenti polifenoli sono state comunemente utilizzate nella medicina popolare per alleviare il dolore.

È stato dimostrato che i flavonoidi hanno proprietà antinocicettive e potrebbero essere utili per lo sviluppo di nuovi analgesici naturali.

Dal complesso degli studi si dimostra una possibile azione del cacao alimentare nell'alleviare il dolore e l'infiammazione.

## BIBLIOGRAFIA

1) Andújar I, Recio MC, Giner RM, Ríos JL. Cocoa polyphenols and their potential benefits for human health. Oxid Med Cell Longev. 2012;2012:906252. PubMed

2) Tuenter E, Foubert K, Pieters L. Mood components in cocoa and chocolate: the mood pyramid. PlantaMed. 2018;84(12–13):839–44. Google Scholar

3) Katz DL, Doughty K, Ali A. Cocoa and chocolate in human health and disease. Antioxid Redox Signal. 2011;15(10):2779–811.Pub Med

4) Abbey MJ, Patil VV, Vause CV, Durham PL. Repression of calcitonin gene-related peptide expression in trigeminal neurons by a Theobroma cacao extract. J Ethnopharmacol. 2008;115(2):238–48. PubMed

5) Bowden LN, Rohrs EL, Omoto K, Durham PL, Holliday LS, Morris AD, Allen

KD, Caudle RM, Neubert JK. Effects of cocoa-enriched diet on orofacial pain in a murine model. OrthodCraniofac Res. 2017;20 (Suppl 1):157–61. Google Scholar

6) Cady RJ, Denson JE, Durham PL. Inclusion of cocoa as a dietary supplement represses expression of inflammatory proteins in spinal trigeminal nucleus in response to chronic trigeminal nerve stimulation. Mol Nutr Food Res. 2013;57(6):996–1006. PubMed

7) De Feo M.,et al.(2020).Anti-Inflammatory and Anti-Nociceptive Effects of Cocoa: A Review on Future Perspectives in Treatment of Pain.*Pain Ther* 9. 231-240. https://doi.org/10.1007/s40122-020-00165-5

## Questo capitolo è stato parzialmente tratto ed adattato da:

## Chocolate, "Food of the Gods": History, Science, and Human Health.

# EFFETTI PSICOATTIVI

Abbiamo fin qui parlato del cioccolato come di un alimento, evidenziando le caratteristiche nutrizionali ed i suoi diversi effetti su organi ed apparati.

In questo capitolo ci occupiamo dei suoi differenti effetti sul sistema nervoso e quindi sui suoi effetti psichici, che sono di vario tipo, tanto che alcuni ne parlano come di una vera e propria droga. Come fa notare nei suoi scritti il prof. Daniele Piomelli del Neurosciences Institute di San Diego, probabilmente uno dei primi studiosi in questo campo negli anni '90, che scrive: "*Le persone si auto-prescrivono già il cioccolato per la depressione*" evidenziando come certi effetti della cioccolata fossero da molto tempo empiricamente noti.

**Effetti sul Sistema Nervoso Centrale**

In volontari sani, l'ingestione di 100 g di cioccolato fondente (72% di cacao) ha aumentato l'assorbimento del *fluorodeossiglucosio* (18F-FDG) nella corteccia visiva, nelle cortecce somatosensoriali, motorie e prefrontali, come si vede dalla tomografia a emissione combinata di positroni -tomografia computerizzata (PET-CT) [1]. Questi risultati mostrano effetti acuti dipendenti dal cioccolato fondente sulla funzione cerebrale [1].

I polifenoli presenti nel cioccolato fondente potrebbero agire sul Sistema Nervoso Centrale (SNC) e sulle funzioni neurologiche tramite la produzione di Ossido Nitrico (NO) [2,3].

La vasodilatazione e l'aumento del flusso sanguigno cerebrale forniscono ossigeno e glucosio ai neuroni, portando ad una proliferazione di vasi sanguigni nell'ippocampo [2,4].

Il potenziale antiossidante polifenolo-dipendente potrebbe contribuire al miglioramento di alcuni disturbi neurodegenerativi [2,4,5].

Questa inferenza si basa sul fatto che il deterioramento cognitivo e i disturbi legati all'età, come il morbo di Alzheimer e il morbo di Parkinson, sono correlati all'accumulo di specie reattive dell'ossigeno nel cervello [2,5,6].

L'effetto dei composti bioattivi del cacao sulle vie di segnalazione nei neurociti, ci può dare un altro supporto per mettere in relazione il cioccolato fondente con la regolazione della funzione cerebrale [2].

I flavonoli di cacao e le metilxantine possono attivare le vie a cascata di molecole come la **rapamicina** che svolgono un ruolo cruciale nella funzione sinaptica, nella crescita neuronale, nei meccanismi della memoria e nella patogenesi dei disturbi neurodegenerativi [7].

Uno studio prospettico su anziani (età ≥65 anni) con un esame normale dello stato mentale minimo all'inizio dell'esperimento, ha mostrato che l'assunzione di cioccolato era collegata a un ridotto rischio di declino cognitivo durante un follow-up mediano di 48 mesi [8].

I risultati di un'analisi trasversale in soggetti di età compresa tra 23 e 98 anni hanno mostrato una migliore performance cognitiva in coloro che consumano cioccolato più frequentemente.

Tuttavia, a seguito di un'osservazione prospettica, una relazione tra funzione cognitiva e assunzione di cioccolato non è stata confermata quando misurata fino a 18 anni dopo [9].

Comunque un esperimento su topi ha mostrato che gli estratti di cacao hanno molteplici proprietà modificanti nel disturbo da

Alzheimer e presentano un promettente percorso di iniziative terapeutiche e/o preventive [10].

## Importanza psicologica

Come è chiaro, le nostre scelte alimentari non sono di solito basate sulla ragione e sulle conoscenze scientifiche, ma sono profondamente condizionate e determinate da abitudini, tradizioni, emotività, stati d'animo, false informazioni pubblicitarie, credenze etc.

In certi casi l'uso del cioccolato può essere indirettamente associato a una forma di depressione come la disforia, disturbo dell'umore affine agli stati di depressione e di irritazione che può essere associata ad ansia, a forte irritabilità e a comportamento impulsivo.

Si presentano frequenti episodi di depressione in risposta al sentirsi inadeguati o socialmente rifiutati culminanti in veri e propri attacchi bulimici per dolci e cioccolato.

In effetti è nota una vera dipendenza da cioccolato (essere chocoholic o *Cioccolismo*), dipendenza simile all'alcolismo e al tabagismo.

Questo disturbo, a quanto pare, colpisce il 40% della popolazione femminile e il 15% della popolazione maschile nei paesi occidentali [11].

I sintomi implicano la risposta ai farmaci che migliorano la trasmissione della **serotonina**; questo suggerisce che le vie centrali della serotonina possono essere coinvolte nel consumo di cioccolato.

La presenza di serotonina potrebbe spiegare perché lo zucchero e i dolciumi sono fortemente desiderati durante le crisi bulimiche del cioccolato.

L'ingestione di carboidrati (es. pane e cioccolato) aumenta la relazione tra triptofano plasmatico e altri aminoacidi neutri; di conseguenza si attiva il trasporto del triptofano attraverso la barriera ematoencefalica, con un aumento della sintesi cerebrale di serotonina, che produce una sensazione di energia e piacere [12].

In effetti uno studio di cromatografia ha determinato la presenza di **serotonina** e dei suoi precursori in 5 tipi di cioccolatini comunemente consumati con diversi contenuti di cacao (70–100%).

Il contenuto di serotonina più alto è stato trovato nel cioccolato con un contenuto di cacao dell'85% (2,93 µg g-1).

Per quanto riguarda l-triptofano, il contenuto più alto di questo amminoacido (13,27–13,34 µg g-1) è stato trovato nei campioni di cioccolato con il contenuto di cacao più basso (70–85%).

Il 5-idrossitriptofano non è stato rilevato in nessun campione di cioccolato. [13]

Una revisione della letteratura sulle voglie di cioccolato indica che è probabile che il fascino edonico del cioccolato (grasso, zucchero, consistenza e aroma) sia un fattore predominante in tali voglie.

Altre caratteristiche del cioccolato, tuttavia, possono contribuire ugualmente in modo importante al fenomeno del desiderio di cioccolato.

Il cioccolato può essere utilizzato da alcuni come forma di automedicazione per carenze alimentari ad esempio del **magnesio**.

Questo minerale, ***anche se assolutamente ignorato come terapia nella depressione***, ha in realtà documentate funzioni antidepressive [14].

Le voglie di cioccolato sono spesso episodiche e fluttuano con cambiamenti ormonali appena prima e durante le mestruazioni, il che suggerisce un legame ormonale che conferma la maggior percentuale di Cioccolismo nelle donne (40%) rispetto agli uomini (11%) di cui abbiamo prima parlato.

L' ossessione per il cioccolato potrebbe essere in parte anche culturale.

Mentre gli uomini possono ricevere in regalo bottiglie di whisky o comunque di liquori, le donne spesso ricevono cioccolatini, cosa che potrebbe formare un legame di tipo associativo tra *cioccolato e amore*.

Il cioccolato non fa parte di nessun gruppo alimentare e raramente fa parte del piatto principale a base di carne o pasta o verdure, quindi non fa parte delle nostre routine quotidiane.

Di conseguenza, il cioccolato simboleggia una fuga dalla monotonia della vita di tutti i giorni.


Il cioccolato contiene diversi costituenti biologicamente attivi (metilxantine, ammine biogene e acidi grassi simili ai **cannabinoidi**), che potenzialmente causano comportamenti anormali e sensazioni psicologiche parallele a quelle di altre sostanze che creano dipendenza.

Appare quindi probabile che la combinazione delle caratteristiche sensoriali del cioccolato, della composizione nutritiva e degli ingredienti psicoattivi, (combinati con le fluttuazioni ormonali mensili e gli sbalzi d'umore tra le donne), alla fine faranno capire il modello del desiderio di cioccolato.

L'attenzione si è concentrata principalmente sulle **metilxantine**, che si ritiene agiscano come antagonisti competitivi dei recettori dell'adenosina. [15].

Riportiamo qui un nuovo gruppo di costituenti farmacologici del cioccolato, il cui obiettivo principale potrebbe essere il sistema cannabinoide endogeno del cervello. L'**anandamide** è un lipide cerebrale che si lega ai recettori dei **cannabinoidi** con elevata affinità e imita gli effetti psicoattivi dei cannabinoidi di origine vegetale, come Hashish e Marijuana.

L' anandamide però non è assunto dall'esterno, ma è rilasciato dai neuroni e viene rapidamente scomposto da un'attività enzimatica selettiva, suggerendo che sia un neurotrasmettitore o neuromodulatore cannabinoide endogeno.

Come tutti i neurotrasmettitori viene infatti immediatamente abbattuto dopo che ha svolto la sua azione.

In effetti l'anandamide è una versione del tetraidrocannabinolo (THC), il principale costituente psicoattivo della marijuana. Il nome deriva dalla parola sanscrita "**ananda**", che significa "**beatitudine**".

L'ipotesi degli studiosi fu che, dato che il cioccolato è ricco di grassi, potrebbe contenere lipidi chimicamente e farmacologicamente correlati all'anandamide.

Utilizzando vari tipi di cioccolato, nel complesso furono trovate 3 sostanze, delle Etanolammine, che agiscono come imitatori dei cannabinoidi direttamente (attivando i recettori dei cannabinoidi) o indirettamente (aumentando i livelli di anandamide).

Una di queste Etanolammine, ad esempio, abbatte l'idrolisi, cioè la distruzione dell'anandamide di ben il 50%, permettendo quindi una sua permanenza in circolo molto maggiore.

Grazie alla duplice azione sia diretta che indiretta, quindi, queste sostanze sono capaci di aumentare la sensibilità e produrre euforia, visto l'innalzamento del livello di anandamide nel cervello, e di conseguenza questo può spiegare il *craving*, cioè l'abuso del cioccolato.

Il fatto è che il **Sistema Cannabinoide** è in rapporto con l'**Epifisi** (o ghiandola pineale), situata nell'encefalo, pur non facendo parte di esso, ed è coinvolto nell'induzione della percezione del piacere e della gioia.

Ci rilassa, favorisce la digestione e l'assimilazione dei nutrienti, migliora il sonno, stimola il dimenticare.

Il corpo ha bisogno di dimenticare, la mente ha bisogno di lasciare andare per vivere serenamente e superare i traumi.

Questo sistema è anche strettamente legato alla sessualità.

Ma, probabilmente esistono anche altri fattori che contribuiscono a questo, dato che ci può essere una collaborazione con altri componenti farmacologici del cioccolato come la caffeina e la teobromina, in grado di produrre sensazioni transitorie di benessere.

Un'altra sostanza presente è la **feniletilamina**, o PEA, che stimola il sistema nervoso, aumenta la pressione sanguigna e la frequenza cardiaca e che si pensa produca sentimenti simili ai vissuti di quando una persona è "*innamorata*".

La feniletilammina può essere considerata un simil-anfetaminico naturale, capace di produrre effetti di stimolo mentale blandamente simili a quelli di sostanze anfetaminiche.

Questa sostanza stimola il cervello a produrre una endorfina che dà una sensazione di benessere. In effetti, la prima attrazione verso un'altra persona porta ad una maggiore produzione di feniletilammina, che per le sue caratteristiche provoca quelle sensazioni associate all'amore oltre che aumentare l'energia fisica e a modulare il rilascio di dopamina.

Un problema della cioccolata commerciale, non del cacao

naturale, è il maggiore o minore, ma generalmente abbastanza elevato, contenuto in Zucchero, cioè Saccarosio.

Dobbiamo considerare che certi cioccolati fondenti contengono anche oltre il 50% di zucchero, mentre un buon cioccolato amaro (**scelta decisamente migliore**) arriva a contenerne solo il 10%.

Nel consumo pratico della cioccolata ci ritroveremo comunque ad ingerire dello zucchero, salvo non utilizzare il cacao in polvere amaro, scelta comunque non molto diffusa e forse non molto gradevole da un punto di vista organolettico.

 Ma quali sono gli effetti dello zucchero, oltre a quelli gravemente dannosi per la salute?

Qualcuno, forse un malpensante, aveva ipotizzato che l'abuso di cibi ricchi di zucchero o di sostanze dolci, inizialmente dovuto al piacere del gusto dolce, fosse paragonabile ad una tossicodipendenza. Un'idea assurda?

La pura verità, stando allo studio [16] (non certo il solo) svolto dai ricercatori Magalie Lenoir, Fuschia Serre, Lauriane Cantin, Serge H. Ahmed dell' Università di Bordeaux (Francia).

**In sintesi.** In un gruppo di topi messi nella condizione sperimentale di poter, mutualmente o esclusivamente, scegliere tra l' uso di acqua resa dolce con zucchero (o saccarina –un dolcificante artificiale privo di calorie) – e cocaina endovena (si, proprio cocaina la ben nota droga) la stragrande maggioranza dei soggetti, il 94%, preferirono l'uso dello zucchero.

La stessa preferenza fu accordata alla saccarina.

La preferenza per lo zucchero non era superabile neppure aumentando le dosi della cocaina e fu osservata nonostante, sia una preventiva intossicazione con cocaina, sensibilizzazione o aumento del consumo di cocaina, essendo quest'ultimo sintomo un chiaro segno di tossicodipendenza.

Gli studiosi concludono che la ricerca dimostra chiaramente come *il gusto dolce di zucchero è una ricompensa più forte dell'effetto della cocaina anche in soggetti sensibilizzati o dipendenti da quest'ultima.*

Un altro studio [17] davvero interessante dimostra come la reperibilità intermittente (12 ore al giorno) produce sintomi di dipendenza nei ratti, inclusi un aumento nei consumi (assuefazione), modifiche nei recettori per gli oppioidi e la dopamina, sintomi comportamentali e neurochimici di astinenza, e cross-sensibilizzazione con anfetamine.

I sintomi dell'astinenza, che portavano ad un incremento nell'uso dello zucchero, erano presenti anche ben 2 settimane dopo l'eliminazione dell'accesso allo zucchero, dimostrando come gli animali divengano dipendenti dall'uso di questa sostanza.

Anche se, ovviamente, lo zucchero è una sostanza aggiunta al cioccolato, comunque visto che le cioccolate in commercio ne contengono sempre, in misura maggiore o minore, dobbiamo considerare anche questa componente per quanto riguarda gli effetti psicoattivi.

## CIOCCOLATO E SESSO

Il cioccolato esercita diversi effetti sulla sessualità umana, agendo principalmente come afrodisiaco [18]. Il cacao in polvere e il cioccolato contengono tre N-aciletanolammine insature che, come abbiamo detto in precedenza, agiscono come imitatori dei cannabinoidi, potendo così attivare i recettori dei cannabinoidi o aumentare le concentrazioni di anandamide [18,15]. Quest'ultimo, insieme ad altri componenti del cioccolato (come caffeina e teobromina), produce una transitoria sensazione di benessere.

L'anandamide migliora le prestazioni sessuali nei ratti maschi [18,19].

Inoltre, la serotonina è stata trovata in diverse regioni del tratto genitale femminile nell'uomo e in altri animali, dove agisce sulla vasocostrizione e sulla vasodilatazione.

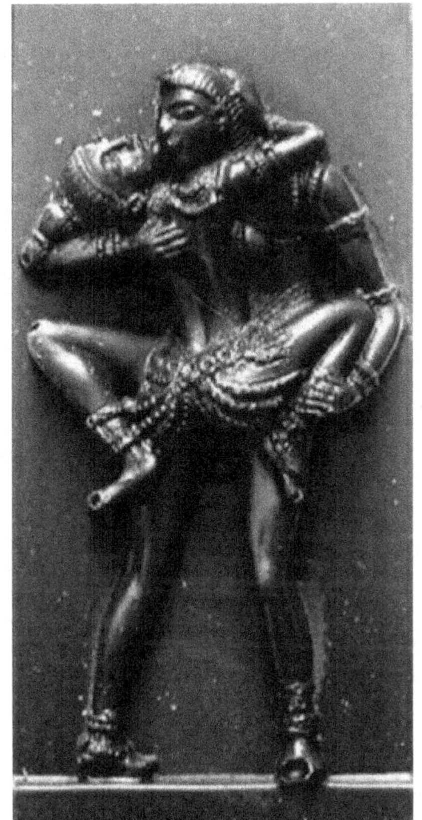

KAMASUTRA
AL CIOCCOLATO
o la confluenza degli istinti

La componente principale dell'eccitazione sessuale è la vasocongestione periferica dei tessuti genitali; quindi, la serotonina potrebbe essere coinvolta nel processo di stimolazione sessuale [18].

Appare forse contraddittorio uno studio [20] che ha avuto luogo in California e che ha mostrato che le donne che mangiano cioccolato più frequentemente, hanno riportato un interesse significativamente inferiore per il sesso.

Un risultato qualitativamente simile era presente per l'analisi di uomini e donne combinati.

Tuttavia, il risultato era particolarmente forte tra le donne e separatamente significativo per le donne, per le quali la frequenza del consumo di cioccolato era, infatti, il più forte predittore di interesse sessuale valutato.

All'analisi esplorativa, gli uomini adulti più giovani (sotto i 55 anni) hanno contribuito in qualche modo alla relazione nel campione di sesso combinato, ma la relazione tra un consumo più frequente di cioccolato e un minore interesse sessuale negli uomini più giovani era materialmente più debole della relazione nelle donne.

Forse è veritiera l'idea popolare secondo cui il cioccolato è rappresentato come un sostituto del sesso e quindi ingrado di *"soddisfare"* il bisogno di sesso stesso.

## BIBLIOGRAFIA


**1)** Fox M., Meyer-Gerspach A.C., Wendebourg M.J., Gruber M., Heinrich H., Sauter M., Woelnerhanssen B., Koeberle D., Juengling F. Effect of cocoa on the brain and gut in healthy subjects: A randomised controlled trial. *Br. J. Nutr.* 2019;**121**:654–661. doi: 10.1017/S0007114518003689. [PubMed] [CrossRef] [Google Scholar]

**2)** Petyaev I.M., Bashmakov Y.K. Dark chocolate: Opportunity for an alliance between medical science and the food industry? *Front. Nutr.* 2017;**4**:43. doi: 10.3389/fnut.2017.00043. [PMC free article] [PubMed] [CrossRef] [Google Scholar]

**3)** Magrone T., Russo M.A., Jirillo E. Cocoa and dark chocolate polyphenols: From biologym to clinical applications. *Front. Immunol.* 2017;**8**:677. doi: 10.3389/fimmu.2017.00677. [PMC free article] [PubMed] [CrossRef] [Google Scholar]

**4)** Wasik A., Antkiewicz-Michaluk L. The mechanism of neuroprotective action of natural compounds. *Pharmacol. Rep.* 2017;**69**:851–860. doi: 10.1016/j.pharep.2017.03.018. [PubMed] [CrossRef] [Google Scholar]

**5)** Madhavadas S., Kapgal V.K., Kutty B.M., Subramanian S. The neuroprotective effect of dark chocolate in monosodium glutamate-induced nontransgenic Alzheimer disease model rats: Biochemical, behavioral, and histological studies. *J. Diet. Suppl.* 2016;**13**:449–460. doi: 10.3109/19390211.2015.1108946. [PubMed] [CrossRef] [Google Scholar]

**6)** Dubner L., Wang J., Ho L., Ward L., Pasinetti G.M. Recommendations for development of new standardized forms of cocoa breeds and cocoa extract processing for the prevention of Alzheimer's disease: Role of cocoa in promotion of cognitive resilience and healthy brain aging. *J. Alzheimers Dis.* 2015;**48**:879–889. doi: 10.3233/JAD-150536. [PubMed] [CrossRef] [Google Scholar]

**7)** Wrigley S., Arafa D., Tropea D. Insulin-like growth factor 1: At the crossroads of brain development and aging. *Front. Cell. Neurosci.* 2017;**11**:14. doi: 10.3389/fncel.2017.00014. [PMC free article] [PubMed] [CrossRef] [Google Scholar]

**8**) Moreira A., Diogenes M.J., de Mendonca A., Lunet N., Barros H. Chocolate Consumption is Associated with a Lower Risk of Cognitive Decline. *J. Alzheimers Dis.* 2016;**53**:85–93. doi: 10.3233/JAD-160142. [PubMed] [CrossRef] [Google Scholar]

**9**) Crichton G.E., Elias M.F., Alkerwi A. Chocolate intake is associated with better cognitive function: The Maine-Syracuse Longitudinal Study. *Appetite.* 2016;**100**:126–132. doi: 10.1016/j.appet.2016.02.010. [PubMed] [CrossRef] [Google Scholar]

**10**) Wang j, et al.(2014).Cocoa Extracts Reduce Oligomerization of Amyloid-beta: Implications for Cognitive Improvement in Alzheimer's Disease. June Journal of Alzheimer's disease: JAD 41(2):643-50 DOI: 10.3233/JAD-132231

**11**) Trogu E. Cioccolismo, *MDD.* [(accessed on 25 November 2019)];1998 **Volume 3** Available online: https://it.wikipedia.org/wiki/Cioccolismo. [Google Scholar]

**12**) Silva N.R. Chocolate consumption and effects on serotonin synthesis. *Arch. Intern. Med.* 2010;**170**:1608–1609. [PubMed] [Google Scholar]

**13**) Guillèn-Casla et al. (2012).Determination of serotonin and its precursors in chocolate samples by capillary liquid chromatography with mass spectrometry detection.Journal of Chromatography A. Volume 1232, 6 April , Pages 158-165. https://doi.org/10.1016/j.chroma.2011.11.037

**14**) Tarleton E,K., et al. (2017). Role of magnesium supplementation in the treatment of depression: A randomized clinical trial. PlosOne. June 27. https://doi.org/10.1371/journal.pone.0180067

**15**) di Tomaso E.,Beltramo M.,Piomelli D.(1996).Brain cannabinoids in chocolate.Nature, 382(6593). https://escholarship.org/uc/item/2kk1604c

**16**) Lenoire M.,et al. (2007). Intense Sweetness Surpasses Cocaine Reward. PLOS one. August 1, DOI: 10.1371/journal.pone.0000698

**17**) Avena M.N., et al.(2005) ) Sugar-dependent rats show enhanced responding for sugar after abstinence: Evidence of a sugar deprivation effect. Physiology & Behavior. Volume 84, Issue 3, 16 March Pages 359–362

**18**) Salonia A., Fabbri F., Zanni G., Scavini M., Fantini G.V., Briganti A.,

Naspro R., Parazzini F., Gori E., Rigatti P., et al. Chocolate and women's sexual health: An intriguing correlation. *J. Sex Med.* 2006;**3**:476–482. doi: 10.1111/j.1743-6109.2006.00236.x. [PubMed] [CrossRef] [Google Scholar]

**19)** Martinez-Gonzalez D., Bonilla-Jaime H., Morales-Otal A., Henriksen S.J., Velazquez-Moctezuma J., Prospero-Garcia O. Oleamide and anandamide effects on food intake and sexual behavior of rats. *Neurosci. Lett.* 2004;**364**:1–6. doi: 10.1016/j.neulet.2004.03.080. [PubMed] [CrossRef] [Google Scholar]

**20)** Golomb B A, Berg B K (February 12, 2021) Chocolate Consumption and Sex-Interest. Cureus 13(2): e13310. doi:10.7759/cureus.13310

# CONCLUSIONI

Il cacao e il cioccolato che da esso si ricava con caratteristiche molto variabili, agiscono come alimenti funzionali, poiché entrambi contengono una serie di sostanze che contribuiscono a effetti benefici sulla salute.

Il cioccolato riunisce in sè alcune caratteristiche organolettiche a proprietà afrodisiache e antidepressive, estendendo i suoi effetti oltre il sistema cardiovascolare, le malattie metaboliche, le malattie del SNC e i profili psicologici.

Da sottolineare che diversi studi hanno valutato le proprietà salutistiche del cacao e non del cioccolato stesso.

Purtroppo, come abbiamo rilevato varie volte, il cioccolato commerciale contiene dosi maggiori o minori di zucchero, comunque dannose.

Inoltre, poiché nella lavorazione del cioccolato il cacao perde alcuni dei composti polifenolici (*i principali costituenti responsabili degli effetti benefici sulla salute*), appare evidente che non si possano assolutamente sovrapporre gli effetti sulla salute del cacao in quanto tale e del cioccolato commerciale.

Nonostante la disponibilità di numerosi rapporti in vitro e sperimentali, gli studi epidemiologici che valutano i possibili effetti benefici del cioccolato (in particolare del cioccolato fondente) sono ancora scarsi.

Si dovrebbe tenere a mente la presenza di una serie di fattori confondenti (cioè, altri componenti della dieta, stile di vita, esposizioni ambientali, consumo esatto di cioccolato, composizione del cioccolato, durata dell'osservazione e altri fattori di rischio).

Ma, nonostante queste carenze che ancora esistono nello studio su questo alimento, mi sento di poter dire che un consumo di cioccolato moderato, ovviamente con il più basso contenuto di zucchero possibile, costituisce una abitudine salutare che ci può aiutare a stare meglio, oltre ad aggiungere un tocco di piacere e di *"sregolatezza"*

alla vita.

# LIBRI PUBBLICATI
# SU AMAZON

**Conoscere il proprio corpo.Anatomia umana**
**vol. 1**
**vol. 2**
**Vol.3**
al momento sono in preparazione i volumi 4,5,6

**Invecchiare rimanendo giovani**

**Prostata. Istruzioni per l'uso** (edizioni anche in inglese, francese e spagnolo)

**Te la dò io la dieta Zona** (edizioni anche in inglese, francese e spagnolo)

**Panciosità. Manuale di amicizia con il cibo.**

**Combatti Stress, Ansia, Depressione** (edizione anche inglese)

**Memorie di un Nutrizionista**

**Occhio alla TV. I danni alla salute prodotti dalla televisione**

**Di dieta in dieta. Tutte le diete che servono.**

**Mangiare bene per vivere in salute**

**Stress**

**Una storia d'amore. Romanzo storico**

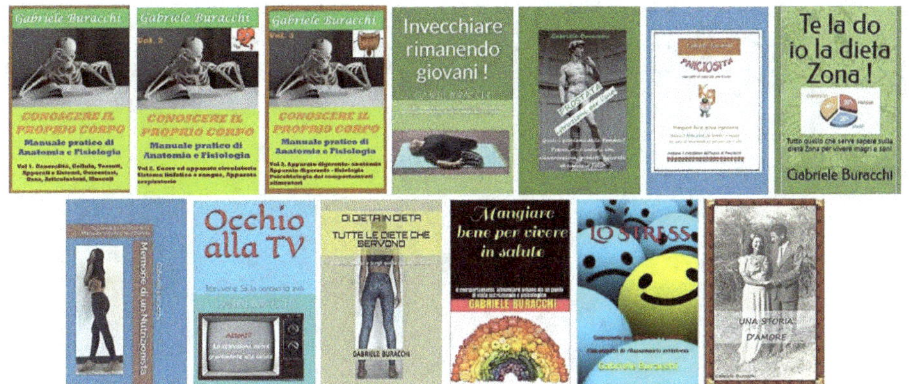

**I MIEI LIBRI SU AMAZON IN LINGUA ITALIANA**

li puoi trovare

# QUI

# se mi  vuoi scrivere

GABRIELE BURACCHI

g.buracchi@gmail.com

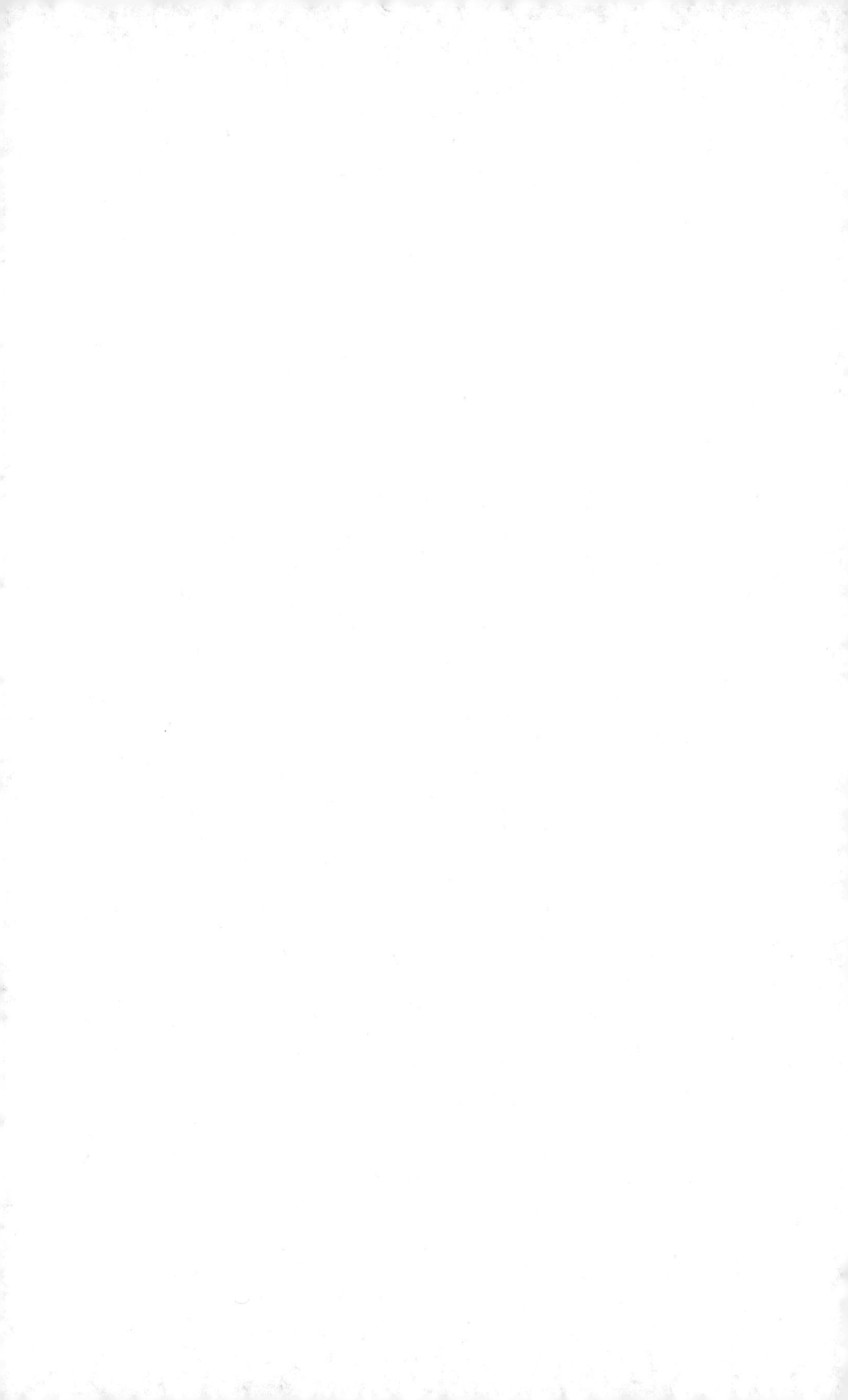